VORWORT 9. AUFLAGE 2014/2015

Nach wir vor bleibt die Diabetologie spannend und jedes Jahr ergeben sich neue Gesichtspunkte, die eine erneute Standortbestimmung in Bezug auf Therapie und Management von Menschen mit Diabetes erforderlich machen. In der Auflage 2014/2015 wurden als wesentliche neuen Gesichtspunkte die neuen Leitlinien der Deutschen sowie der Europäischen und Amerikanischen Diabetesgesellschaft eingearbeitet. Schwerpunkte dieser Leitlinien sind die individualisierte Therapiezielbestimmung und die individuelle Therapieanpassung bei Menschen mit Typ-2-Diabetes. Diese Individualisierung der Therapieziele als auch der Therapie trägt der Tatsache Rechnung, dass nach wie vor sehr wenig Evidenz vorliegt über den anzustrebenden optimalen Blutzuckerzielwert als auch über die langfristigen Auswirkungen der zu wählenden Therapie.

Diabetes ist eine lebenslange Erkrankung und eine Diabetestherapie ist ebenfalls lebenslang erforderlich. Die Effektivität und auch die Sicherheit der oralen antidiabetischen Therapie steht deshalb ganz im Vordergrund. Gleichzeitig muss aber eine Therapie nachweisen, dass sie nicht nur den Blutzucker senkt, sondern auch dem Ziel der Verhinderung von diabetesbedingten Folgeschäden dienlich ist.

Neue Therapiekonzepte wie die Therapie mit SGLT-2-Rezeptorantagonisten als auch die Ausweitung der inkretinbasierten Therapiekonzepte und deren Zulassung in Kombination mit Insulin wurden in dieses Update mit eingearbeitet. Viele Details wurden dem heutigen Wissensstand angepasst.

Wir wünschen allen Lesern eine spannende Lektüre und Er[illegible]hs.

Die Autoren

VORWORT 8. AUFLAGE 2013

Um dem aktuellen Stand der Diabetologie Rechnung zu tragen ist unser Kitteltaschenbuch zum Thema Diabetes als Jahrbuch konzipiert und erfährt aus diesem Grund jedes Jahr ein Update.

Im Juni 2012 wurde auf dem Amerikanischen Diabeteskongress (ADA) eine richtungsweisende Studie vorgestellt und publiziert, deren Ergebnisse hinsichtlich der Insulintherapie so eindrucksvoll sind, dass wir uns entschieden haben diese mit der Neuauflage des Kitteltaschenbuchs vorzustellen, um den neuen Gesichtspunkten zur Insulintherapie Rechnung zu tragen.

In der ORIGIN-Studie wurde ein frühzeitiger Einsatz von Insulin glargin (Lantus®) bei neu manifestierten Typ-2-Diabetikern und bei Menschen mit gestörter Glukosetoleranz (Prä-Diabetes) – alle mit hohem kardiovaskulären Risiko – mit einer leitliniengerechten Standardtherapie über bis zu 7 Jahre verglichen. Co-primäre Endpunkte waren kardiovaskulärer Tod, nicht tödlicher Myokardinfarkt oder Schlaganfall bzw. zusätzlich Revaskularisation oder Krankenhausaufenthalt wegen Herzversagens. In der Insulin-glargin-Gruppe wurde eine Insulindosis von zuletzt 0,4 Einheiten/kg KG eingesetzt, um den Nüchternblutzucker-Zielwert von unter 95 mg/dl (5,0 mmol/l) zu erreichen. Die Patienten mit Insulin glargin hatten über die 7 Jahre einen signifikant niedrigeren HbA1c-Wert, der durchgehend unter 6,5 % lag. Für keinen der Endpunkte gab es statistisch signifikante Unterschiede. Insofern zeigte sich, dass eine Insulintherapie in dieser Form nicht mit einem erhöhten kardiovaskulären Risiko verbunden ist; ebenso wenig resultierte aus der bis zu siebenjährigen Therapie mit Lantus® eine erhöhte Inzidenz an Krebsraten. In dieser Studie wurde erstmalig nachgewiesen, dass eine Langzeit-Therapie mit Insulin glargin im Früheinsatz effektiv ist und sowohl aus kardiovaskulärer Sicht als auch bezüglich der Krebsinzidenz kein erhöhtes Risiko birgt.

Die insgesamt sehr niedrige Rate an schweren Hypoglykämien unter Insulin glargin von 0,01 Ereignis/Patientenjahr war gegenüber der Kontrollgruppe um 0,0031 Ereignisse/Patientenjahr erhöht. Dennoch kam es zu keiner erhöhten Rate an kardiovaskulären Ergeignissen und zu keiner erhöhten Gesamtmortalitätsrate bei den kardiovaskulären Risikopatienten. Hiermit wurde die vielfach geäußerte Befürchtung widerlegt, dass eine frühzeitige Insulintherapie durch das damit verbundene Hypoglykämierisiko eventuell mit einer erhöhten kardiovaskulären Mortalität einhergehen könnte.

Für die neueren Antidiabetika wie DPP-4-Inhibitoren und Inkretinanaloga existieren noch keine kardiovaskulären Endpunktdaten, wogegen eine Sulfonylharnstofftherapie mit einem potenziell erhöhten kardiovaskulären Risiko behaftet ist. Vor diesem Hintergrund zeigen die Daten der ORIGIN-Studie, dass eine frühzeitige Therapie mit dem Basalinsulin Glargin im Vergleich zur oralen Standardtherapie eine frühzeitige und langfristige Stoffwechselnormalisierung herbeizuführen vermag, ohne das Risiko für kardiovaskuläre Endpunkte zu erhöhen. Die in der ACCORD- und vor allem VADT-Studie beobachteten Hypoglykämien unter normnaher Glukoseeinstellung bei Typ-2-Diabetikern sowie die dort resultierende erhöhte kardiovaskuläre Mortalität durch eine forcierte Diabetestherapie mit zusätzlichen oralen Antidiabetika müssen nach der ORIGIN-Studie unter einem anderen Blickwinkel betrachtet werden: In ORIGIN war eine über 7 Jahre dauernde normnahe Blutzuckereinstellung mit Insulin glargin im HbA1c-Bereich kontinuierlich unter 6,5 % eben nicht mit einer erhöhten kardiovaskulären Mortalität verbunden.

Wie die Daten dieser Studie in die nationale und internationale Therapieleitlinie bei Diabetes mellitus Typ 2 eingearbeitet werden, bleibt abzuwarten. Beachtung werden sie auf jeden Fall finden.

Die Autoren:

Dr. Richard Daikeler, Dr. Götz Use, Dr. Sylke Waibel

9. Auflage, www.kt-books.de

Autoren:

Dr. Richard Daikeler
Diabetologische Schwerpunktpraxis
im Ärztehaus Sinsheim, Hauptstr. 74, 74889 Sinsheim

Dr. Sylke Waibel
Diabetologische Schwerpunktpraxis, Friedrichstraße 1, 74909 Meckesheim

Dr. Götz Use
Mierendorffstraße 45, 63225 Langen

Hinweise:

In der aktuellen 9. Auflage hat das Autorenteam folgende Neuerungen eingearbeitet:

- Neue Leitlinien
- Textaktualisierungen
- Neuaufnahme SGLT-2-Hemmer

Literaturhinweis siehe Seite 170.

Alle BZ-Werte sind in mg/dl und in mmol/l angegeben.
Beim HbA1c haben wir die bisher übliche Angabe in % noch beibehalten; für den neuen Standard mmol/mol gibt es auf Seite 159 eine Umrechnungstabelle.

In den Texten und Tabellen sind viele Angaben in gekürzter Form und auf wesentliche Aussagen beschränkt wiedergegeben.

Alle Angaben entsprechen dem aktuellen Stand, sind von den Autoren nach der zugänglichen Literatur geprüft. Wegen des ständigen Wandels im wissenschaftlichen Umfeld (neue Erkenntnisse, Anpassung von Standards etc.) können die Autoren und der Herausgeber keine Gewähr übernehmen. Der Benutzer sollte daher gegebenenfalls nachprüfen und in Eigenverantwortung am Patienten handeln. Es gelten die rechtlichen Bestimmungen für Urheberschutz und Verwendung der Inhalte. Warenzeichen sind mit ® oder TM gekennzeichnet.

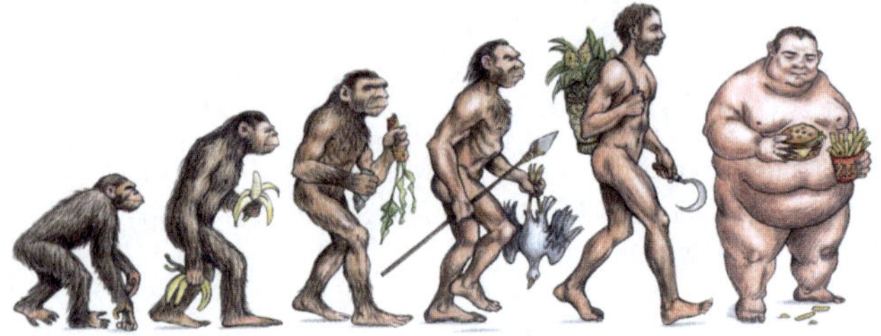

INHALTSVERZEICHNIS

DEFINITION

Der Diabetes mellitus ist eine chronische Stoffwechselerkrankung, die primär den Kohlenhydratstoffwechsel betrifft und auf einem absoluten oder relativen Insulinmangel beruht. Es entsteht eine chronische Hyperglykämie. Als Folgen treten Veränderungen am Blutgefäßsystem, am Nervensystem und das diabetische Fußsyndrom auf. Erbliche Komponenten sind meist bei der Entstehung beteiligt.

EPIDEMIOLOGIE

In Europa leben geschätzt 56 Millionen Diabetiker, das entspricht einer Prävalenz von 8,5 %. Europa weist die höchste Anzahl an Typ-1-Diabetikern bei Kindern weltweit auf. Es leben hier nach aktuellen Daten der International Diabetes Federation (2013) 129.400 Kinder, wobei jährlich 20.000 Neuerkrankungen hinzukommen.
Über 90 % aller Diabetiker sind Typ-2-Diabetiker. Alter ist dabei ein wichtiger Risikofaktor. Ein Drittel der Bevölkerung in Europa ist über 50 Jahre alt und dieser Anteil wird bis 2035 40 % erreichen. Dann ist mit einer Diabetes-Prävalenz von 10,3 % zu rechnen.

KLASSIFIKATION NACH WHO, ADA UND DDG

1. Typ-1-Diabetes

Es besteht ein absoluter Insulinmangel durch Betazelldestruktion im Pankreas. Der Typ-1-Diabetes gilt als chronische Autoimmunerkrankung. Der Zerstörungsprozess beginnt in der Regel Jahre bis Jahrzehnte vor der klinischen Manifestation. Eine genetische Grundlage ist erforderlich, damit das Immunsystem so reagieren kann, dass sich ein Typ-1-Diabetes entwickelt. Durch einen oder mehrere Triggermechanismen wird der immunologische Prozess in Gang gesetzt (z. B. Coxsackie-Viren, Röteln) und ist am Auftreten von humoralen Antikörpern im Blut erkennbar.

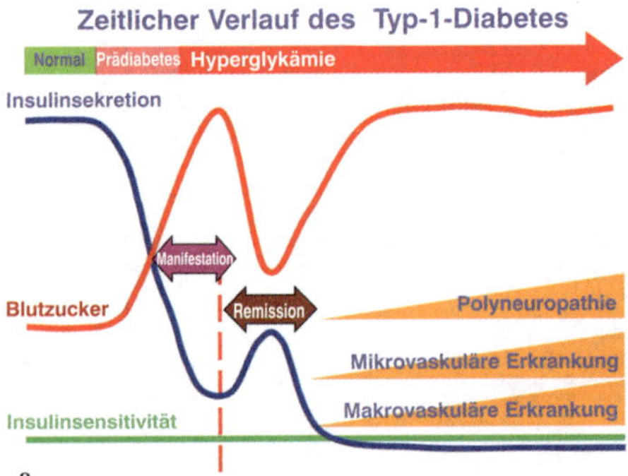

Latenter Typ-1-Diabetes im Erwachsenenalter - LADA

Der LADA ist eine Sonderform des Typ-1-Diabetes. Während sich der Typ-1-Diabetes meist vor dem 30. Lebensjahr mit typischen Symptomen wie Polyurie, Polydipsie, Gewichtsabnahme und Ketoazidose bis hin zum Koma zeigt, verläuft danach die Manifestation eher schleichend. Patienten mit einem LADA sind zunächst nicht insulinpflichtig, weisen aber, ähnlich wie bei einem Typ-1-Diabetes, Antikörper im Serum sowie eine eingeschränkte Insulinproduktion auf. Man dachte lange, dass die sofortige Insulintherapie den Goldstandard in der Therapie darstellt. Studien zeigen, dass DPP-4-Hemmer günstig sind und eine Metformintherapie möglich ist, Sulfonylharnstoffe sind im Hinblick auf eine Insulinpflicht ungünstig. Der Nachweis hochtitriger Antikörper spricht für einen schnelleren C-Peptidabfall und eine schnellere Insulinpflicht. Bei allen Patienten mit einem neu manifesten, nicht insulinpflichtigen Diabetes mellitus im Alter zwischen 25 und 55 Lebensjahren sollte eine Antikörperbestimmung erfolgen. Bei einem positiven AK-Nachweis sollte das C-Peptid 6 Minuten nach Stimulation mit 1 mg Glukagon i.v. bestimmt werden. Niedrige C-Peptidspiegel sowie hohe AK-Titer sprechen für ein rasches Versagen der oralen Antidiabetika und eine baldige Insulinpflicht.

2. Typ-2-Diabetes

Für den Typ-2-Diabetes ist eine viel stärkere genetische Grundlage vorhanden als früher angenommen. 70-80 % der Kinder von Eltern, die beide an Typ-2-Diabetes erkrankt sind, entwickeln später als Erwachsene ebenfalls einen Diabetes. Ist ein Elternteil betroffen, so beträgt das Risiko für ein Kind bis zu 60 %. Der Typ-2-Diabetes entwickelt sich oft auf dem Boden eines metabolischen Syndroms mit stammbetonter Adipositas, Dyslipoproteinämie, essentieller Hypertonie, Hyperurikämie und einer Glukosetoleranzstörung. Typ-2-Diabetiker ohne Infarkt haben zudem das gleiche kardiovaskuläre Risiko wie ein Infarktpatient ohne Diabetes und sind deswegen mit der gleichen Sorgfalt wie dieser zu behandeln. Diese Patienten sind kardiovaskuläre Höchstrisikopatienten, 50 % sterben vorzeitig an den Folgen einer KHK bzw. an den Folgen einer stummen kardialen Ischämie! Als Manifestationsfaktoren liegen oft Traumen, Operationen, schwere Akuterkrankungen wie Herzinfarkt, Schlaganfall, Infektionskrankheiten und Immobilität vor.

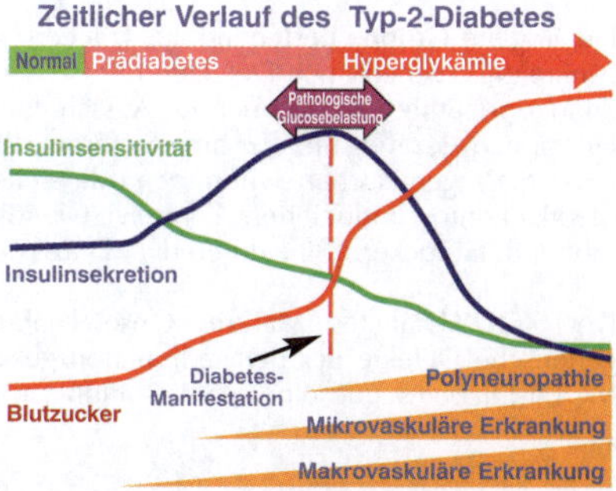

Bei der Entwicklung des Typ-2-Diabetes sind Insulinresistenz mit sekundärer Hyperinsulinämie und gestörte Insulinsekretion die wichtigsten pathophysiologischen Faktoren. Das Auftreten beider Faktoren in unterschiedlichem Ausmaß zeigt, dass der Typ-2-Diabetes keine einheitliche Erkrankung darstellt. Dadurch lassen sich Unterschiede im Verlauf und auch auf das Ansprechen der Therapien erklären.

Differenzierung Typ-1-Diabetes, LADA und Typ-2-Diabetes

In der Praxis kann vor allem die Differenzierung zwischen Typ-2-Diabetes und LADA eine Herausforderung sein.

	Typ-1-Diabetes	LADA	Typ-2-Diabetes
Pathogenese	Insulinmangel	Insulinbedarf unterschiedlich	Insulinresistenz und Insulinsekretionsstörung
Körperaufbau	asthenisch	asthenisch	meist adipös
Manifestationsverlauf	oft rasch	latent (Monate/Jahre)	schleichend, zu Beginn unbemerkt
Manifestationsalter	oft 15-24 LJ	> 30. LJ	i.d.R. > 40. LJ
Insulinabhängigkeit	bei Diagnosestellung	nicht vorhersagbar	langsam (über Jahre, falls überhaupt)
Insulinresistenz	nein	manchmal	ja
Betazellen	auf < 10 % verringert	auf < 10 % verringert	nur mäßig vermindert
Plasmainsulin/ C-Peptid	niedrig bis fehlend	niedrig bis fehlend	anfangs erhöht, im Verlauf abfallend
Autoantikörper ICA, GADA, IA-2, IA-2 A	oft vorhanden, im Verlauf eventuell verschwinded	oft vorhanden, im Verlauf eventuell verschwindend	fehlen
Stoffwechsellage	labil	labil	stabil

3. Andere spezifische Diabetes-Typen (Typ 3)

Heterogene Gruppe bestehend aus Folgeerscheinungen einer chronischen Pankreatitis, genetischen Defekten der ß-Zellfunktion (früher: MODY 1-3), Endokrinopathien mit vermehrter Ausschüttung kontrainsulinär wirkender Hormone (Akromegalie, Cushing-Syndrom, Phäochromozytom, Hyperthyreose u.a.), genetischen Syndromen (Klinefelter-, Turner-, Down-Syndrom), medikamentös induzierten Formen (Glukokortikoide, Schilddrüsenhormone, Betablocker, Thiaziddiuretika, Diazoxid) und weitere Formen.

Der **MODY**-Diabetes (**M**aturity **O**nset **D**iabetes of the **Y**oung) ist durch genetische Defekte der Betazellfunktion gekennzeichnet. Typisch für den MODY-Diabetes sind eine Manifestation vor dem 25. Lebensjahr und ein autosomal dominanter Erbgang. Im Unterschied zum Typ-2-Diabetiker findet sich beim MODY typischerweise kein Übergewicht und kein Metabolisches Syndrom. Bisher wurden 6 MODY-assoziierte Gene und 6 dementsprechend klinische Subtypen des MODY identifiziert. Weltweit wird die Häufigkeit des MODY-Diabetes auf 2-5 % aller Diabetiker geschätzt.

Bei **MODY-1** liegt ein defektes HNF-4α-Gen auf dem Chromosom 20 (reduzierte insulinsekretorische Antwort auf Glukose) zugrunde. Dadurch kommt es zu einer ausgeprägten Hyperglykämie und einem progredienten Verlauf des Diabetes. Niedrige Serumtriglyceride, Apolipoprotein A2, C3 und LP werden beobachtet. Häufig entwickeln sich mikroangiopathische Spätfolgen. Die primäre Therapie erfolgt mit Sulfonylharnstoffen. Bis zu 40 % der Patienten werden insulinpflichtig.

Der **MODY-2** ist verbunden mit einer Mutation im Glukokinasegen auf Chromosom 7 (phosphoryliert Glukose zu Glukose-6-phosphat und wirkt als Glukosesensor; es resultiert eine verminderte Insulinsekretion). Hier besteht eine Hyperglykämie bereits ab Geburt. Die Diagnose des Diabetes ist bei Kindern und Jugendlichen meist ein Zufallsbefund. Typischerweise findet man einen erhöhten Nüchternblutzucker und einen nur leichten Glukoseanstieg postprandial. Der MODY-2 ist häufig die Ursache für einen Gestationsdiabetes. Meist ist der Verlauf asymptomatisch und nicht progredient. Spätfolgen werden selten beobachtet. Dieser MODY-Typ ist meistens durch Diät und körperliche Aktivität ausreichend behandelbar. Nur 2 % der Patienten brauchen eine Insulintherapie.

Dem **MODY-3** liegt ein defektes HNF-1α-Gen auf dem Chromosom 12 zugrunde (schwacher Transaktivator des Insulingens in den β-Zellen führt zu einer abnormen Insulinsekretion). MODY-3 ist die häufigste MODY-Form. Eltern und Großeltern haben in der Regel einen Diabetes. Der typische Beginn liegt zwischen dem 12. und 30. Lebensjahr. Dieser MODY-Typ ist durch starke Hyperglykämien gekennzeichnet und wird dadurch häufig als Typ-1-Diabetes fehldiagnostiziert. Die Nüchternblutzuckerwerte sind oft normal, während postprandial exzessive Blutzuckerwerte beobachtet werden. Durch die niedrige Nierenschwelle besteht eine ausgeprägte Glukosurie und die Empfindlichkeit auf Sulfonylharnstoffe ist hoch. Der MODY-3 verläuft oft progredient, mikrovaskuläre Komplikationen sind häufig. Zur Therapie sind primär Sulfonylharnstoffe indiziert, im Langzeitverlauf ist bei bis zu 40 % der Patienten eine Insulintherapie unumgänglich.

Bei **MODY-4** liegt ein defektes IPF-1(PDX-1-)-Gen zugrunde (verminderte Proteinbildung zum Insulingenpromotor und Veränderung des Fibroblastenwachstumsfaktorsignals in Betazellen; IPF=Insulinpromotorfaktor,

PDX = Pancreatic Duodenal Faktor). Verglichen mit anderen Formen, entwickelt sich der seltene MODY-4 im höheren Alter und ist durch eine stark eingeschränkte Insulinsekretion gekennzeichnet.

Bei **MODY-5** liegt ein defektes HNF-1β-Gen zugrunde (Regulation der gewebsspezifischen Genexpression). In der Niere hat der proximale Promotor des PKHD1-Gens eine Bindungsstelle zum HNF1-β). Deshalb kommt es durch eine verminderte Expression von PKHD1 zu einer Zystenbildung in den Nieren (siehe Syndrom der polyzystischen Nierenerkrankung). Das klinische Bild ist gekennzeichnet durch zusätzlich zum Diabetes auftretende Nierenzysten und anderen Veränderungen. Meist wird die Diagnose zwischen dem 10. und 50. Lebensjahr gestellt. Oft kommt es zu einer progressiven nicht diabetischen Nephropathie und bis zur terminalen Niereninsuffizienz. Eine Dialysepflicht ist häufig (50 %). Bei Frauen sind Abnormitäten der inneren Geschlechtsorgane möglich. Zur Therapie ist häufig eine Insulinbehandlung erforderlich.

Bei **MODY-6** liegt ein defektes Neuro-D1- bzw. Neuro-β2-Gen (Neuro D1 reguliert die endokrine pankreatische Entwicklung). Der MODY-6 ist gekennzeichnet durch die Manifestation im frühen Erwachsenenalter und eine notwendige Insulintherapie. Im Gegensatz zu ADA und WHO wird in den DDG-Leitlinien keine Unterteilung der MODY-Formen vorgenommen.

Cave: Genuntersuchungen sind sehr aufwendig und teuer! Immer erst mit der Suche nach MODY 2 und 3, den häufigsten Formen, beginnen, dann ggf. gezielt weitersuchen.

4. Schwangerschafts-/Gestationsdiabetes (Typ 4)

Siehe Kapitel Gestationsdiabetes Seite 108.

PATHOPHYSIOLOGIE DES TYP-2-DIABETES

Insulinresistenz

Unter Insulinresistenz versteht man eine verringerte zelluläre Antwort auf endogenes und exogenes Insulin. Die Insulinresistenz betrifft vor allem die insulinabhängigen Organe: Skelettmuskulatur, Fettgewebe und Leber (hepatische Glukoseproduktion).

Insulinsekretionsstörung

Die Insulinresistenz bewirkt eine kompensatorisch erhöhte Insulinsekretion. Mit Abnahme der Insulinsensitivität steigen die Insulinspiegel zunächst an. Bei Übergewichtigen zeigt sich das Bild einer Insulinresistenz mit Hyperinsulinämie bei insgesamt noch normalen Blutzuckerwerten. Aufgrund der dann beginnenden Sekretionsstörung kommt es zur Abnahme der Hyperinsulinämie und bei bestehender Insulinresistenz zu Blutzuckererhöhungen. Chronisch erhöhte Blutzucker- und Lipidspiegel senken die Empfindlichkeit der ß-Zellen, auf einen Glukosereiz mit Insulinsekretion zu reagieren. Dies wird als **Glukosetoxizität** bezeichnet. Bei schlanken Typ-2-Diabetikern könnte zuerst die Insulinsekretionsstörung vorliegen. Durch die veränderte Glukosehomöostase mit höheren Blutglukosewerten entwickelt sich dann sekundär die Insulinresistenz.

Blutzuckerentwicklung und Verlauf bei Insulinresistenz

Rezeptor- und Postrezeptordefekte tragen zur Entstehung der Insulinresistenz bei. Der Insulinrezeptor besteht aus einer Alpha- und Beta-Untereinheit, eigentliche Rezeptoreigenschaften weist die Alpha-Untereinheit auf. Die Beta-Untereinheit ist ein transmembranales Protein mit Kinase-Aktivität. Die Aktivierung dieser Kinase fördert durch Aktivierung von Glukosetransportern die Glukoseaufnahme in die Zelle. Die reduzierte Aktivität dieser Kinase ist wohl das Schlüsselenzym der Insulinresistenz. Freie Fettsäuren beeinflussen die Insulinresistenz über drei Wege. Sie hemmen die Glukoseoxidation, die Insulinaufnahme und reduzieren die Insulinhemmbarkeit der Lipolyse. Die Insulinresistenz zeigt sich beim Typ-2-Diabetiker nach aktuellen Untersuchungen entweder als gestörter Nüchternblutzucker (35 % der Fälle) oder als postprandiale Hyperglykämie (26 %) bzw. über erhöhte Werte im gesamten Tagesverlauf (39 %). Erhöhte Nüchternblutzuckerwerte charakterisieren die hepatische Insulinresistenz mit gesteigerter Glykogenolyse und gestörter hepatischer Glukoseaufnahme. Am Fettgewebe führt die Insulinresistenz zur gesteigerten Lipolyse mit erhöhten Spiegeln an freien Fettsäuren und Triglyceriden. Hohe pp BZ-Werte lassen auf eine gesteigerte Resistenz des Muskelgewebes schließen, die zu einer verminderten Glukoseaufnahme führt. Kommt es zu einem Missverhältnis von Insulinbedarf und ß-Zellkapazität, gelangt neben dem aktivem Hormon mehr intaktes Proinsulin ins Blut. Proinsulin besitzt im Vergleich zu Insulin nur 1/10 des blutzuckersenkenden Effekts, hat aber die gleiche fettaufbauende Wirkung. Somit wird unter Proinsulin die Adipogenese stimuliert, das schützende Hormon des Fettgewebes, Adiponektin, fällt ab.

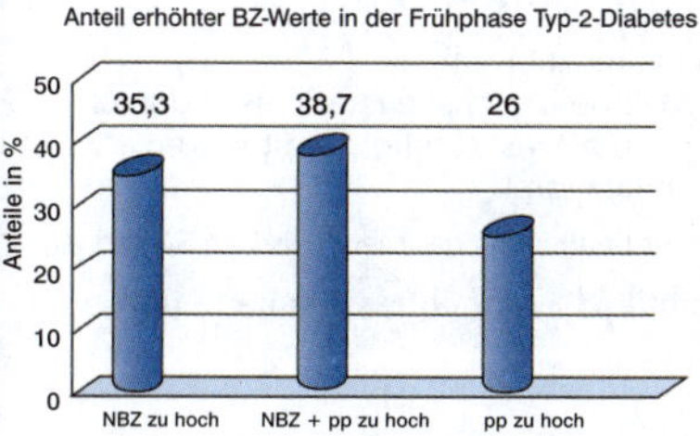

Die Insulinresistenz ist das entscheidende Bindeglied zwischen Typ-2-Diabetes und Komplikationen.

Proinsulin:

- steigert kontrainsulinäre Hormone
- setzt Angiotensinogen frei, was zu Blutdrucksteigerung führt
- setzt Fettsäuren frei mit der Folge der Dyslipidämie
- setzt Stoffe wie IL-6 und TNF-alpha frei, über die proinflammatorische Prozesse vermittelt werden, was zur Makrophagenaktivierung und Arterioskleroseprogression führt.

Intaktes Proinsulin zeigt also die Betazelldysfunktion an und kann zur Diagnostik der Insulinresistenz herangezogen werden.

Nüchternwert: **normal: < 11 pmol/l** **erhöhtes Risiko: > 11 pmol/l**

Adiponektin:

- ist ein Hormon des Fettgewebes
- ist direkt antiatherogen und antiinflammatorisch
- hemmt Schaumzellbildung und Makrophagenpenetration ins Endothel
- es hemmt die Proliferation der glatten Muskelzelle, somit wird die Zunahme der Intima-Media-Dicke verlangsamt.

Adiponektin gilt als Verlaufsparameter zur Beurteilung des Metabolischen Syndroms.

Nüchternwert: **normal: > 10 µg/l** **erhöhtes Risiko: < 7 µg/l**

hs-CRP:

Die Insulinresistenz der Rezeptoren führt am Endothel nicht zur Verschlechterung der Glukoseaufnahme, sondern zur Abnahme zahlreicher NO-vermittelter Endothelfunktionen. Arteriosklerotische Plaques mit erhöhtem Komplikationsrisiko enthalten große Mengen an Entzündungszellen wie Makrophagen und T-Lymphozyten. CRP, ein Serummarker für systemische Entzündungen, ist bei Patienten mit koronarer Herzerkrankung erhöht und kann wichtige Informationen über die kurz- und langfristige Prognose von Patienten mit instabiler Angina pectoris liefern.

Das high-sensitive-CRP, ein inflammatorisches Akut-Phasen-Protein, könnte somit weitere Informationen zur Beurteilung des kardiovaskulären Risikos liefern.

Normwert: **normal: < 1 µg/l** **erhöhtes Risiko: 3-10 µg/l**

Insulinresistenzberechnung nach HOMA

Um die Insulinresistenz abschätzen zu können, bedient man sich des **HOMA**-Index (**H**ome**o**stasis **M**odel **A**ssessment). Die Bestimmung dieses Indexes stellt ein Maß für die Funktion der ß-Zellen dar und kann bei normalen Proinsulinspiegeln (intaktes Proinsulin nüchtern) ermittelt werden.

Dabei geht man davon aus, dass zu einem bestimmten Wert der Nüchternblutglukose ein bestimmter, individuell variierender Wert für die sezernierte Insulinmenge gehört: Wird also bei gleichem Insulinspiegel ein höherer Wert für die Blutglukose gemessen oder ist mehr Insulin notwendig, um einen bestimmten Blutzuckerwert aufrecht zu erhalten, muss zwangsläufig eine Insulinresistenz vorliegen.

HOMA (Insulinresistenz) = Nüchtern-Insulin [µU/ml] X Glukose [mmol/l] / 22,5

Mit der Bestimmung des HOMA-IR ist ein zuverlässiger Nachweis der Insulinresistenz möglich. Die Bestimmung von HOMA erfolgt nach 12-stündiger Nahrungskarenz nüchtern, morgens. Man benötigt ein Röhrchen Natriumfluoridblut (Glukose) und 1 ml Serum, welches nach Abnahme zentrifugiert und eingefroren wird.

Mathematisch lässt sich dieser Sachverhalt mit folgender Formel beschreiben:

HOMA-Index = Insulin (nüchtern, µU/ml) x Blutzucker (nüchtern, mg/dl) : 405
HOMA-Index = Insulin (nüchtern, µU/ml) x Blutzucker (nüchtern, mmol/l) : 22,5

Die Faktoren 405 bzw. 22,5 sind empirisch, um für die tägliche Praxis handhabbare Werte zu bekommen.

Bewertung: HOMA-Index
< 1 normal
> 2 Hinweis auf Insulinresistenz
> 2,5 Insulinresistenz sehr wahrscheinlich
> 5 Durchschnittswert bei Typ-2-Diabetikern

Metabolisches Syndrom nach Definition der International Diabetes Federation (IDF):

Die intraabdominelle Adipositas (gemessen am erhöhten Bauchumfang: > 94 cm bei Männern, > 80 cm bei Frauen) stellt ein fixes Kriterium dar. Nüchternblutzucker über 110 mg/dl; 6,1 mmol/l (kapillär), über 100 mg/dl; 5,6 mmol/l (Plasma). Zusätzlich definitionsgemäß 2 der folgenden 4 Items:

Triglyzeride ↑	≥ 1,7 mmol/l; 150 mg/dl
HDL-Cholesterin ↓	
- Männer	< 1,0 mmol/l; 40 mg/dl
- Frauen	< 1,3 mmol/l; 50 mg/dl
Blutdruck ↑	≥ 130/85 mmHg
Nüchternblutzucker oder Diabetes ↑	≥ 6,1 mmol/l; 110 mg/dl (Vollblut) ≥ 5,6 mmol/l; 100 mg/dl (Plasma)

THERAPIEZIELE

Die Therapieziele von Typ-1- und Typ-2-Diabetikern sind gleich. Auf Altersspezifika kann Rücksicht genommen werden.

Internationale Zielkriterien und kardiovaskuläre Risikoabschätzung (nach IDF 1999). Zielkorridore der Nationalen Versorgungsleitlinien für den Typ-2-Diabetes siehe S. 32.

- Symptomfreiheit
- Vermeidung akuter diabetes- und therapiebedingter Stoffwechselentgleisungen
- Vermeidung diabetischer Folgeerkrankungen
- Gute Lebensqualität
- Uneingeschränkte Lebenserwartung

Indikator	Einheit	makro-/mikroangiopathisches Risiko		
		niedriges	erhöhtes	hohes
Blutglukose kapillär nüchtern sowie präprandial	mmol/l mg/dl	≤ 6,0 < 110	> 6,0 - 6,9 ≥ 110 - 125	≥ 7,0 > 125
Blutglukose kapillär postprandial	mmol/l mg/dl	< 7,5 < 135	≥ 7,5 - 9,0 ≥ 135 - 160	> 9,0 > 160
HbA1c*	%	≤ 6,5**	> 6,5 - 7,5	> 7,5
Blutdruck******	mmHg	< 130/84	130/85-140/90	>140/90
Serum Cholesterin	mmol/l mg/dl	< 4,8 < 185	4,8 - 6,0 185 - 236	> 6,0 > 230
LDL-Cholesterin***	mmol/l mg/dl	< 3,0 < 115	3,0 - 4,0 115-155	> 4,0 > 155
HDL-Cholesterin	mmol/l mg/dl	> 1,2 > 46	1,0 - 1,2 39 - 46	< 1,0 < 39
Triglyzeride	mmol/l mg/dl	< 1,7 < 150	1,7 - 2,2 150 - 200	> 2,2 > 200
BMI (Body Mass Index) männlich weiblich	kg/m² kg/m²	20-24 19-23	25-27 24-26	> 27 > 26
Rauchen	ja/nein	nein	nein	ja

*anstatt HbA1 immer HbA1c - oberer Normbereich HbA1c 6,1%
**unterer Schwellenwert für ein Risiko bei Werten über dem Normbereich nicht bekannt
***strengere Zielwerte notwendig bei arteriellen Gefäßkrankheiten (LD-Chol. < 100mg/dl)
****strengere Zielwerte günstig, besonders bei beginnender Nephropathie

DIAGNOSE

Anamnese

- Familiäre Häufung
- Schwangerschaftskomplikationen
- Makrosome Kinder
- Vorliegen von Manifestationsfaktoren

Klinik

Die Symptomatik ist in der Manifestationsphase bei Typ-1-Diabetikern deutlich stärker ausgeprägt als bei Typ-2-Diabetikern, bei denen die Erkrankung über viele Jahre oligo- bis asymptomatisch verlaufen kann! Bestimmte Symptome, wie z. B. Polydipsie, treffen in stärkerem Maß auf den Typ-1-Diabetes zu und sind beim Typ-2-Diabetes oft fehlend. Die klinische Symptomatik umfasst:

Polyurie, Polydipsie, Gewichtsverlust, Müdigkeit	Leistungsminderung, Heißhunger, Schwitzen, Sehstörungen, Wadenkrämpfe	genitoanaler Pruritus, bakterielle Infektion und Pilzinfektionen	Rubeosis diabetica, Potenzstörungen, depressive Verstimmungen, Antriebsarmut

Labor zur Diagnostik

Zur Diagnostik müssen die Blutzuckerbestimmungen mit einer hochpräzisen, ringversuchstauglichen Methode bestimmt werden. Die herkömmlichen Blutzuckermeßgeräte zur Blutzuckerselbstkontrolle dürfen für diagnostische Zwecke nicht eingesetzt werden. Bei Serumglukose ist wegen der in-vitro-Glykolyse mit der Möglichkeit falsch niedriger (nicht jedoch falsch hoher) Messwerte zu rechnen. Serumproben zur Bestimmung klinisch-chemischer Parameter ohne Zusatz von Glykolysehemmstoffen dürfen daher zur Glukosebestimmung nicht verwandt werden!

Diagnosekriterien

Parameter		Stadien		
		Normal	Gestörte Glukosehomöostase	Diabetes mellitus
Nüchtern-Plasmaglukose (NPG)	[mg/dl] [mmol/l]	< 100 < 5,6	100 - 125 5,6 - 6,9	≥ 126 ≥ 7,0
Gelegenheits-Blutzucker** (wiederholt)	[mg/dl] [mmol/l]			≥ 200 ≥ 11,1
Oraler Glukosetoleranztest	[mg/dl] [mmol/l]	< 100 (NPG) < 5,6 (NPG) < 140 (2h-PG) < 7,8 (2h-PG)	140 - 199 (2h-PG) 7,8 - 11,0 (2h-PG)	≥ 200 (2h-PG) ≥ 11,1(2h-PG)
HbA1c*	[%] [mmol/l]	5,7 39	5,7 - 6,4 39 - 47	≥ 6,5 ≥ 48

NPG = Nüchtern-Plasmaglukose
2h-PG = 2h-postprandiale Plasmaglukose
*bei Diabetessymptomen zusätzlich sofortige Glukosemessung
**Diabetessymptome

ORALER GLUKOSETOLERANZTEST (oGTT)

Indikation der Nüchternglukosebestimmung und des oGTT

Die Nüchternglukose sollte bei über 45-Jährigen bestimmt werden. Falls dieser Wert unauffällig ist erfolgt alle 3 Jahre eine Kontrolle.
Bei folgenden Risiken sollte ein 75g oGTT-Test erfolgen:
- Erstgradige Verwandte mit Typ-2-Diabetes
- Übergewicht mit BMI > 27 kg/m^2
- Hypertonie mit RR > 140/90 mmHg
- Dyslipoproteinämie mit HDL < 35 mg/dl, u/o. Triglyceride > 250 mg/dl
- Früher bestehender Gestationsdiabetes oder ein Kind > 4000 g Geburtsgewicht
- Früher diagnostizierte Glukosetoleranz oder abnorme Nüchternglukose
- Makrovaskuläre Erkrankungen

Kontraindikation

- Akuterkrankung

Voraussetzungen zur Durchführung eines oGTT

- In den letzten Tagen vor dem Test kohlenhydratreiche Ernährung (≥ 150 g KH/d)
- 10 Stunden vor Beginn des oGTT nüchtern bleiben
- Keine febrilen Erkrankungen
- Bei Frauen nicht zum Zeitpunkt der Menstruation
- Während des Tests nicht rauchen, keine körperliche Betätigung erlaubt
- Nach Magen-/Duodenalteilresektionen oder Malabsorptionssyndromen ist der oGTT unbrauchbar; intravenösen Glukosetoleranztest durchführen

Testdurchführung (nach WHO-Richtlinien)

Bei dem oGTT des Erwachsenen erfolgt zunächst die Nüchtern-Plasmaglukose-Bestimmung. Danach erhält der Patient 75 g Glukose in 300 ml Wasser gelöst, was innerhalb von 5 Minuten getrunken werden soll. Zwei Stunden später erfolgt die nächste Plasmaglukose-Bestimmung. Bei eindeutig pathologischer Nüchternglukose ist der oGTT kontraindiziert. Modifizierter oGTT bei Verdacht auf Gestationsdiabetes: Siehe Kapitel Diabetes und Schwangerschaft (Seite 109). Beachte Kriterien oGTT. Der HbA1c-Wert ist gemäß der Leitlinie zur Diagnostik eines Dia-betes zugelassen. Der HbA1c-Wert alleine sagt allerdings nichts über die Güte der Einstellung aus. Mit dem HbA1c-Wert kann die Blutglukose der letzten 8-12 Wochen zur Therapieverlaufskontrolle abgeschätzt werden.

oGTT mit Grenzwerten nüchtern und 2h postprandial

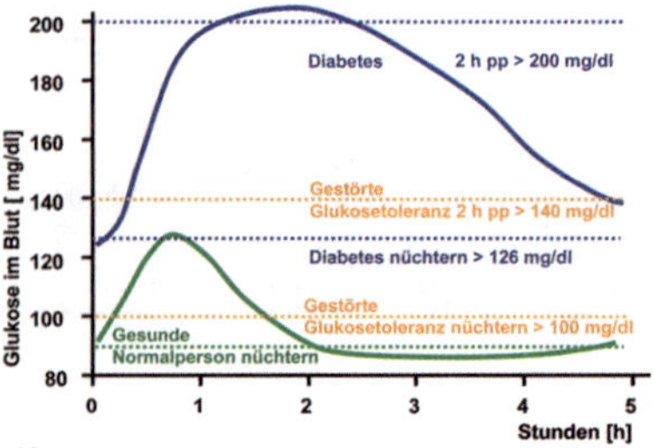

Grundlage der Therapie bei Diabetes mellitus ist die Akzeptanz der Therapie durch den Patienten. Eine Akzeptanz und somit Kooperation kann nur durch ausführliche Aufklärung und Schulung erreicht werden.

Basistherapie: Schulung/Beratung + Ernährungstherapie + Bewegung + Nichtrauchen

Schulung

Schulungsprogramme zur Förderung des Selbstmanagements! Jeder Patient mit Diabetes mellitus sollte strukturiert geschult werden. Strukturierte Diabetesschulung meint ein der Therapie angemessenes Schulungscurriculum, mit dem sämtliche Inhalte in adäquater Form vermittelt werden. In vielen Hausarztpraxen werden Schulungen für Patienten, die kein Insulin spritzen und nur Ernährungsmodifikation oder orale Antidiabetika erhalten, durchgeführt. Dies gilt auch für Patienten, die initial ein Basalinsulin zur oralen Therapie erhalten oder eine einfache konventionelle Insulintherapie. Je nach häuslicher Situation oder in Abhängigkeit von vermuteten Risiken (z. B. Hypoglykämien) ist es oft sinnvoll, Angehörige des Patienten ebenfalls zu schulen. Viele Praxen sind in einem Schulungsverein gemeinsam organisiert.

Beratung

Beratung über die jeweilige Therapieform, die resultierenden möglichen Risiken und Vermeidungsstrategien (Hypoglykämien) sind unabdingbare Voraussetzungen, die mit Einleitung einer oralen Diabetestherapie oder Insulinbehandlung einhergehen müssen.

Inhalte der Beratung

1. Wirkungsweise der angewandten Medikamente.
2. Kontrollmöglichkeit der Wirkung durch den Patienten, insbesondere Blutzuckerselbstkontrolle, Dokumentation der Selbstkontrolle im Tagebuch, Dokumentation der gewogenen/abgeschätzten Kohlenhydrateinheiten bzw. kcal.

Merksatz: Selbstkontrolle ohne adäquate Dokumentation ist sinnlos!

3. Was sind Hypoglykämien? Wie werden sie wahrgenommen, unter welchen Bedingungen können sie auftreten? Welche wirksamen Gegenmaßnahmen gibt es?
4. Welche Punkte helfen im Rahmen der Diabetestherapie noch weiter: Ernährungsmodifikation, körperliche Aktivität, regelmäßiger Tagesablauf, Meiden von Nikotin und anderen Genussgiften.
5. Soziale Fragen im Rahmen der chronischen Erkrankung Diabetes: Sie stehen bei vielen Diabetikern im Mittelpunkt, da sie unmittelbar den Lebenslauf bestimmen. Auf dem Internetportal www.diabetes-deutschland.de (unter Institutionen und Organisationen) oder auf der Homepage des Deutschen Diabetikerbundes (www.diabetikerbund.de) findet man die entsprechenden Informationen. Speziell das Thema Führerschein und Verkehrsrecht ist mit vielen Unsicherheiten belegt. Hier gibt die Internetseite www.diabetes-und-recht.de/Fuehrerschein aktuell, fachgerecht und umfassend Auskunft.

Vorgaben für die Diabetesschulung nach DDG-Kriterien

Gruppentraining	4 - 10 Personen
Einzeltraining (Ausnahme)	bei Bedarf
Zeitplan ICT	ca. 20 Stunden
Zeitplan CT	ca. 12 Stunden
Zeitplan für Patienten im höheren Lebensalter	mind. 8 Stunden

Übersicht der Schulungsprogramme nach DDG- und DMP-Leitlinien sowie eingeführte Programme ohne Zertifizierung

Patiententyp/ Indikation	Titel des Schulungsprogramms	Autoren	Verlag/Ort	DDG zertifiziert	DMP zugelassen
Typ 2	Behandlungs- und Schulungsprogramm für Typ-2-Diabetiker, die nicht Insulin spritzen	Berger M, Grüßer M et al	Deutscher Ärzte-Verlag/ Köln Kirchheim/ Mainz	x	x
Typ 2	Behandlungs- und Schulungsprogramm für Typ-2-Diabetiker, die Insulin spritzen	Berger M, Grüßer M et al	Deutscher Ärzte-Verlag/ Köln Kirchheim/ Mainz	x	x
Typ 2	Behandlungs- und Schulungsprogramm für Typ-2-Diabetiker, die Normalinsulin spritzen	Berger M, Grüßer M et al	Deutscher Ärzte-Verlag/ Köln Kirchheim/ Mainz	x	x
Typ 2	**MEDIAS 2 BASIS** Schulungs- und Behandlungsprogramm für Menschen mit Typ-2-Diabetes, die nicht Insulin spritzen	Kulzer B Hermanns N et al	Kirchheim/ Mainz	x	x
Typ 2	**MEDIAS 2 ICT** Schulungs- und Behandlungsprogramm für Menschen mit Typ-2-Diabetes und einer intensivierten Insulintherapie (ICT)	Kulzer B Hermanns N et al	Kirchheim/ Mainz	x	x

Patiententyp/ Indikation	Titel des Schulungsprogramms	Autoren	Verlag/Ort	DDG zertifiziert	DMP zugelassen
Typ 2	**MEDIAS 2 CT** Schulungs- und Behandlungsprogramm für Menschen mit Typ-2-Diabetes mit einer konventionellen Insulintherapie (CT)	Kulzer B Hermanns N et al	Kirchheim/ Mainz (erscheint voraussichtlich 2014)		
Typ 2	**Diabetes & Verhalten** Ein patientenzentriertes Schulungsprogramm für Menschen mit Typ-2-Diabetes, die Insulin spritzen	Brinkmeier U et al	Kirchheim/ Mainz		x
Typ 2 im höheren Lebensalter	**Geriatrische Patienten -** Fit bleiben und älter werden mit Diabetes: Strukturiertes geriatrisches Schulungsprogramm **(SGS)** für Typ-2-Diabetiker im höheren Lebensalter, die Insulin spritzen	Zeyfang A Feucht I	Verlag Elsevier/ München	x	x
Typ 2 mit BOT	**bot leben** Ein modulares Programm zur Schulung von BOT-Patienten	Anderten H, Borchert P und Autorenteam	Kirchheim/ Mainz		
Typ 2 Sport	**DiSko-Schulung** (nur als Ergänzung zu einem Schulungsprogramm Typ 2)	Klare W-R et al	Radolfzell www.diabetes-sport.de		x
Typ 1, Typ 2 (ICT), Hypoglykämie	Blutglukosewahrnehmungstraining **BGAT III** - deutsche Version (nur für Erwachsene ab 18 Jahren geeignet)	Cox D et al; Fehm-Wolfdorf G Kerner W et al	J Behav Med 2005; 28: 587-594 Lübecker Institut für Verhaltensmedizin/ Lübeck	x	x
Typ 1, Typ 2 (ICT), Hypoglykämie	**HYPOS** Hypoglykämie – Positives Selbstmanagement Unterzuckerungen besser wahrnehmen, vermeiden und bewältigen	Kulzer B Hermanns N et al	Kirchheim/ Mainz	x	x

Patiententyp/ Indikation	Titel des Schulungsprogramms	Autoren	Verlag/Ort	DDG zertifiziert	DMP zugelassen
Typ 1 und Typ 2, KHK	**LINDA** Diabetes-Selbstmanagementschulung	Feulner-Krakow G Krakow D	Diabeteszentrum Forchheim www.linda1.de		x
Typ 1, Typ 2 (ICT), Hypoglykämie	Behandlungs- und Schulungsprogramm für Patienten mit Hypertonie	Berger M, Grüßer M et al	Deutscher Ärzte-Verlag/ Köln Kirchheim/ Mainz	x	x
Typ 1, Typ 2 (ICT), Hypoglykämie	Modulare Bluthochdruckschulung **(IPM)**	Schmieder R et al	Institut für Präventive Medizin ipm-aktuell.de		x
Typ 1, Typ 2 (ICT), Hypoglykämie	Strukturiertes Hypertonie-Behandlungs- und Schulungsprogramm **(HBSP)**	Didjurgeit U et al	Med Komm/ München www.med-komm.de	x	x
Typ 1 Jugendliche	Jugendliche mit Diabetes	Hürter P et al	Springer/ Berlin		x
Typ 1 Kinder	**Diabetes bei Kindern** ein Behandlungs- und Schulungsprogramm	Hürter P, Jastram H-U et al	Kirchheim/ Mainz	x	x
Typ 1	Behandlungs- und Schulungsprogramm für intensivierte Insulintherapie	Jörgens V, Grüßer M	Kirchheim/ Mainz	x	x
Typ 1	**PRIMAS** Leben mit Typ-1-Diabetes. Ein Schulungs- und Behandlungsprogramm für ein selbstbstimmtes Leben mit Typ-1-Diabetes	Kulzer B Hermanns N et al	Kirchheim/ Mainz		

Patiententyp/ Indikation	Titel des Schulungsprogramms	Autoren	Verlag/Ort	DDG zerti-fiziert	DMP zuge-lassen
Typ 1 mit Pumpe	**SUBITO** Schulungsprogramm für Erwachsene Menschen mit Typ-1-Diabetes und Insulinpumpe	Autoren-team	Firma Roche Diagnostics		
Typ 1 u. Typ 2, diabetischer Fuß	Strukturiertes Behandlungs- und Schulungsprogramm für Menschen mit Diabetes und einem diabetischen Fußsyndrom. Den Füssen zu liebe **(BARFUSS)**	Anlauf-Wilhelm B Fisch R et al	BARFUSS-Seminare und unter www.vdbd.de	x	
Typ 1 u. Typ 2, Neuropathie	**NEUROS** Aktiv werden - Neuropathie richtig behandeln Schulungs- und Behandlungsprogramm für Menschen mit Diabetes und Neuropathie	Kulzer B Hermanns N et al	Kirchheim/ Mainz		
Typ 1 u. Typ 2, Erektionsstörungen	**WENUS** Wieder normal und spontan Sexualität erleben Schulungs- und Behandlungsprogramm für Männer mit Erektionsstörungen	Kulzer B Hermanns N et al	Kirchheim/ Mainz		
Prävention Typ 2	**PRAEDIAS** Diabetes vermeiden – selbst aktiv werden Schulungs- und Behandlungsprogramm zur Prävention des Typ-2-Diabetes	Haak T, Hermanns N Kulzer B	FIDAM/Bad Mergentheim		

Körperliche Aktivität

Diabetiker sollen lebenslang zu mindestens moderater körperlicher Aktivität angehalten werden, z. B. tägliches mittelschnelles Spazieren gehen über 30 Minuten.

Raucherentwöhnung

Diese sollte immer eingeleitet werden!

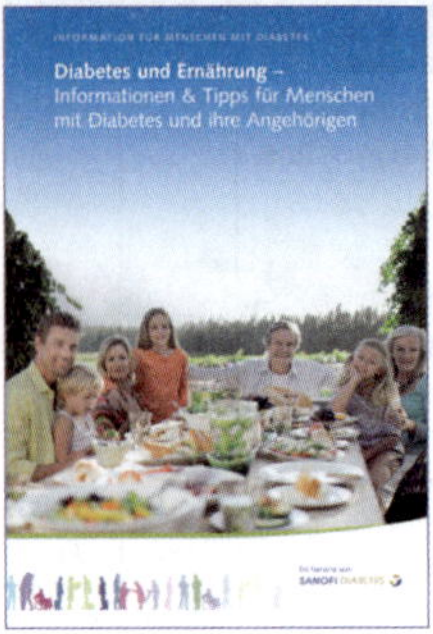

Eine modifizierte Ernährung ist auch heute noch die Basis der Diabetestherapie. Bei übergewichtigen Typ-2-Diabetikern steht die allgemeine Kalorienreduktion im Vordergrund.

Ziele der modifizierten Ernährung

- Kaloriengerechte Ernährung (BMI < 25)
- Vermeidung hoher Blutzuckerspiegel
- Antiatherogene Wirkung
- Nephroprotektive Wirkung

Zusammensetzung der Diabeteskost

Kohlenhydrate: Vermeidung schnell resorbierbarer KH (Mono- und Disaccharide). Mehr langsam resorbierbare KH (ballaststoffreiche KH-Träger, Stärkeprodukte). Empfohlen sind 30 g Ballaststoffe am Tag.

Fette: Weniger tierische Fette: gesättigte Fettsäuren haben eine atherogene Wirkung. Mehr pflanzliche Fette: ein- und mehrfach ungesättigte Fettsäuren haben antiatherogene Wirkung.

Eiweiß: Hohe Nierenbelastung durch stickstoffhaltige Ausscheidungsprodukte. Die überwiegende Zufuhr von tierischem Eiweiß beinhaltet gleichzeitig die Zufuhr von Cholesterin und gesättigten Fettsäuren.

50 - 60 %	**Kohlehydrate**	
max. 30 %	**Fette; Fettverteilung:**	1/3 ungesättigte Fettsäuren 1/3 mehrfach ungesättigte Fettsäuren 1/3 gesättigte Fettsäuren, < 10 % kcal
15 - 20 %	**Eiweiß**	

Kalorienbedarf (energiebilanzierte Kost)

Normalgewicht	BMI* 18,5-24,9	
geringe Arbeit (Grundumsatz)	Normalgewicht x 25	kcal
leichte Arbeit	Normalgewicht x 30 -34	kcal
mittelschwere Arbeit	Normalgewicht x 35- 40	kcal
schwere Arbeit	Normalgewicht x 40- 50	kcal

*) = Gewicht [kg]: (Größe [m])^2

Faustregel:	Kalorienbedarf/100 ≅ KE	1KE ≅ 10g KH
schwere Arbeit ohne Übergewicht 2500-3000 kcal:		25-30 KE
mittlere Arbeit ohne Übergewicht 2000-2200 kcal:		20-22 KE
leichte, sitzende Arbeit ohne Übergewicht 1600-1900 kcal:		16-19 KE

Der Kalorienbedarf ist altersabhängig! Regel:
bis 33 Jahre 100 %, 33 – 55 Jahre -10 %, 55 – 75 Jahre nochmals -15 % und ab 75 Jahre nochmals -10 %.

Außer Süßstoff sollten keine speziellen Diabetikerprodukte verwendet werden.

ORALE ANTIDIABETIKA - ÜBERSICHT

Eine ausführliche, zusammenfassende Übersicht zu den oralen Antidiabetika bietet die Nationale Versorgungsleitlinie "Therapie des Typ-2-Diabetes" der Deutschen Diabetes Gesellschaft auf der Homepage der DDG unter der Rubrik „Leitlinien".

Viele Daten zu den Präparaten sind den Fachinformationen (Fachinfoservice, Rote Liste) entnommen. Da diese laufend an den aktuellen Wissensstand angepasst werden, empfiehlt sich evtl. die Überprüfung des Informationsstandes.

Indikation

Bei Typ-2-Diabetes ist unabhängig vom Körpergewicht der Einsatz von Metformin erst indiziert, wenn Ernährung und Bewegung nicht zum individuellen HbA1c-Ziel führen.

Grenzen der Anwendung

- Patienten, bei denen nach 6 Monaten oraler antidiabetischer Therapie - auch unter Kombination von 2 Therapieprinzipien - das individuelle Therapieziel nicht erreicht wird
- ggf. perioperativ
- akuter Myokardinfarkt, Schlaganfall, schwere Infektion und andere schwere Erkrankungen
- schwere akute und chronische Stoffwechselentgleisungen/Azidose
- Komplikationen (z. B. diabetischer Fuß, schwere schmerzhafte Neuropathie, fortgeschrittene Nephro-/Retinopathie)

Hinweis: Bei Primärversagen der oralen Therapie handelt es sich möglicherweise um einen Typ-1-Diabetes (LADA); Antikörperbestimmung!

Wirkstoffauswahl

Es stehen verschiedene Substanzklassen zur Verfügung. Die individuelle antidiabetische Verträglichkeit und Wirksamkeit ist zu berücksichtigen.

Dosierung

Bei älteren Menschen mit Diabetes sollte die Therapie mit oralen Antidiabetika in der niedrigsten Dosierung begonnen werden.

Substanzen

1. Nicht-insulinotrope Substanzen

a) Alpha-Glucosidasehemmer (Acarbose = Glucobay®, Miglitol - Diastabol®)
b) Biguanide (Metformin = z. B. Glucophage®, Siofor®, Mediabet®)
c) Glitazone (Pioglitazon = Actos®)
d) SGLT-2-Hemmer (Dapagliflozin = Forxiga®), Empagliflozin = Jardiance®; Dapagliflozin in fixer Kombination mit Metformin (Xigduo®)

2. Insulinotrope Substanzen

a) Sulfonylharnstoffe (z.B. Glibenclamid = Euglucon®N, Glimepirid = Amaryl®)
b) Benzoesäurederivate (Repaglinid = Novonorm®, Nateglinid = Starlix®)
c) Dipeptidyl-Peptidase-4- (DPP-4-) Hemmer (Sitagliptin = Januvia®= Xelevia®, Vildagliptin = Galvus®, Saxagliptin = Onglyza™); teilweise auch in fixer Kombination mit Metformin (Janumet®, Velmetia®, Eucreas®, Icandra®, Komboglyze®)

3. GLP-1-Rezeptoragonisten

a) prandiale GLP-1-Rezeptoragonisten (z.B. Exenatid = Byetta®)
b) kontinuierliche GLP-1-Rezeptoragonisten (Exenatid LAR = Bydureon®, Liraglutid = Victoza®)

Kriterien beim Einsatz von Antidiabetika siehe Seite 164-168.
Stufenplan der Therapie des Typ-2-Diabetes siehe Seite 33.

Adipositas-Präparate

Adipositas stellt eines der Hauptprobleme in der Pathogenese des Typ-2-Diabetes dar. Daher kommt der medikamentösen Behandlung der Adipositas eine immer größere Bedeutung zu.
Lipasehemmer (Orlistat = Xenical®)
Wirkansatz von Orlistat: Hemmung der gastrointestinalen Lipasen durch Orlistat (Xenical®). Dadurch werden Nahrungsfette (Triglyceride) nicht in resorbierbare freie Fettsäuren und Monoglyceride hydrolysiert, so dass es zu einer deutlichen Verminderung der Fettaufnahme kommt.

Dosierung: Eine 120-mg-Kapsel zu jeder Mahlzeit (unmittelbar vor, während oder bis 1 h nach der Mahlzeit); nicht Einnehmen bei Auslassen von bzw. fettfreien Mahlzeiten. Gewichtsreduktion ca. 2,6 kg.

Neuer Wirkansatz zur Gewichtsreduktion bei Typ-2-Diabetes

Inkretinhormone steuern das gastrointestinale System und modulieren die Insulinsekretion. Die Inkretinhormone bzw. -mimetika (Exenatide, Liraglutide) führen neben ihrer Wirkung als Antidiabetika (Steuerung der verbliebenen Insulinsekretion durch Senkung der Glucagonspiegel) zu einem erhöhten Sättigungsgefühl und vermindern damit die Nahrungsaufnahme.

a) **Exenatide (Byetta®)**

Dosierung: 2x täglich mit 5 µg Injektion vor dem Frühstück oder Abendessen beginnen, nach ca. 1 Monat auf 2x 10 µg erhöhen. Spritz-Ess-Abstand wichtig. Gewichtsreduktion ca. 2,5 kg.

b) **Exenatide LAR (Bydureon®)**

Dosierung: 2 mg 1x wöchentlich am gleichen Wochentag zu jeder Tageszeit und unabhängig von Mahlzeiten. Tageswechsel innerhalb 24 Stunden möglich. Gewichtsreduktion 2,2-2,5 kg.

c) **Liraglutid (Victoza®)**

Dosierung: für 1. Woche 0,6 µg, dann auf 1,2 µg erhöhen (höchste Tagesdosis 1,8 mg - 1x täglich), unabhängig von der Nahrungsaufnahme. Gewichtsreduktion bis 2,8 kg.

Wirkungsweise von GLP-1-Rezeptoragonist in Kombination mit Basalinsulin

GLP-1-Rezeptoragonisten senken glukoseabhängig den Blutzuckerspiegel. Daneben wurde mittlerweile in einigen in-vitro-Studien eine ß-Zell-protektive Wirkung nachgewiesen. Diese Effekte könnten nicht nur aus der GLP-1-Rezeptoragonisten-Therapie resultieren, sondern stehen bei Kombinationstherapie möglicherweise auch mit einer gleichzeitigen Basalinsulintherapie in Verbindung. Pathophysiologisch betrachtet bietet die Kombination von Basalinsulin und einem kurz wirkenden GLP-1-Rezeptoragonisten daher einige Vorteile. Einerseits wird durch das Basalinsulin die hepatische Glukosefreisetzung nachts sowie frühmorgens reduziert und andererseits zielt der prandiale GLP-1-Rezeptoragonist vor allem auf die postprandialen Blutzuckerspitzen ab. Diese neuartige Kombination wird in der Literatur als „ISI" (Insulin Supported Incretin Therapy) bezeichnet. Langwirksame GLP-1-Rezeptoragonisten haben aufgrund der anhaltenden Rezeptorstimulation eine bevorzugte Wirkung auf den Nüchternblutzucker.

Wirkmechanismus von SGLT-2-Hemmern

Diese neuen Wirkstoffe hemmen die renalen natriumabhängigen Glukosetransporter (Glut-2) in den Nierentubuli. Dies hat eine deutlich verminderte Glukoserückresorptionsrate zur Folge und führt zum Effekt einer erhöhten Glukoseausscheidung mit dem Harn: der Blutzucker sinkt und damit die Kalorienaufnahme. Langfristig erfolgt ein Gewichtsverlust. Da die SGLT-1-Transporter nicht gehemmt werden, kommt es weder zur Störung des Elektrolythaushalts noch zu einer Hypoglykämie.

Spezielle wissenschaftliche Bewertung der Substanzgruppe der Sulfonylharnstoffe

Insbesondere der Einsatz von Sulfonylharnstoffen wird zunehmend kritisch bewertet. Die Evidenz für SH in der Therapie des Typ-2-Diabetes beruht im wesentlichen auf Ergebnissen der UKPDS. Die Studienergebnisse werden mittlerweile auch durch die Kontrollinstanzen des deutschen Gesundheitswesens kritischer beurteilt, da wiederholt Fallzahlanpassungen und Änderung der Endpunkte stattgefunden haben. Außerdem erlauben aufgrund der Ein- und Ausschlusskriterien die Ergebnisse nur Rückschlüsse auf eine begrenzte Gruppe von Patienten mit Typ-2-Diabetes. Es wird also spannend bleiben, inwieweit der Einsatz von Sulfonylharnstoffen, insbesondere Glibenclamid (Wirkdauer der metabolisch aktiven Substanzen mit dem Risiko der protrahierten Hypoglykämie durch Kumulation) auch angesichts der zahlreichen Nachteile (Hypoglykämierisiko/Gewichtszunahme) im Vergleich zu neueren Substanzklassen sich entwickeln wird.

Therapieoptionen Typ-2-Diabetes

Vorrangig sollen zur Blutglukosesenkung Medikamente verwendet werden, deren Wirksamkeit und Sicherheit im Hinblick auf das Erreichen der Therapieziele in prospektiven, kontrollierten Langzeitstudien nachgewiesen wurden. Erhöhte pp- und Nüchtern-Blutglukosewerte tragen, wenn auch in Abhängigkeit vom Ausgangsniveau in unterschiedlichem Maße, zu einem erhöhten HbA1c-Wert bei (nach: www.deutsche-diabetes-gesellschaft.de, unter Nationale Versorgungsleitlinie "Therapie des Typ-2-Diabetes"). Die nebenstehende Tabelle gibt einen Überblick über den HbA1c-Senkungsbereich von Antidiabetika aus klinischen Studien. Die damit verbundene Therapieerfolgswahrscheinlichkeit sollte bei der Auswahl der Antidiabetika berücksichtigt werden.

Medikation	Effektivität in der HbA1c-Senkung in der Monotherapie
α -Glucosidasehemmer	0,5 - 0,8 %
Biguanide (Metformin)	1,0 - 2,0 %
DPP-4-Inhibitoren	0,5 - 0,8 %
Glinide	0,5 - 1,5 %
Glitazone	0,5 - 1,4 %
GLP-1-Rezeptoragonisten	0,5 - 1,0 %
SGLT-2-Hemmer	0,5 - 1,0 %
Sulfonylharnstoffe	1,0 - 2,0 %
Insulin	**1,5 - 3,5 %**

Vorbemerkungen zu den Leitlinien

Definition einer Leitlinie und der medizinischen Leitlinien (Zitat aus Wikipedia.de):

Eine Leitlinie ist eine empfehlende Handlungsanweisung ohne bindenden Charakter.

Medizinische Leitlinien *sind systematisch entwickelte Feststellungen, um die Entscheidungen von Ärzten, Zahnärzten, Angehörigen anderer Gesundheitsberufe und Patienten über angemessene Gesundheitsversorgung für spezifische klinische Umstände zu unterstützen. Sie sind - anders als Richtlinien - nicht bindend und müssen an den Einzelfall angepasst werden. Idealerweise berücksichtigen sie auch ökonomische Aspekte der Behandlung (wie z. B. eine Reihe von Leitlinien der AWMF-Mitgliedsgesellschaften).*

Der Begriff der Leitlinie unterliegt keiner Normierung. Deshalb können medizinische Leitlinien von sehr unterschiedlicher Qualität sein.

Idealerweise unterliegen medizinische Leitlinien einem systematischen und transparenten Entwicklungsprozess, sie sind wissenschaftlich fundierte, praxisorientierte Handlungsempfehlungen. Ihr Hauptzweck ist die Darstellung des fachlichen Entwicklungsstandes (State of the art). Sie geben Ärzten Orientierung im Sinne von Entscheidungs- und Handlungsoptionen. Die Umsetzung liegt bei der fallspezifischen Betrachtung im Ermessensspielraum des Behandlers. Ebenso sind im Einzelfall die Präferenzen der Patienten in die Entscheidungsfindung einzubeziehen.

Bei einer "evidenz"- und konsensbasierten Leitlinie handelt es sich um den nach einem definierten, transparent gemachten Vorgehen erzielten Konsens multidisziplinärer Expertengruppen zu bestimmten Vorgehensweisen in der Medizin unter expliziter Berücksichtigung der besten verfügbaren „Evidenz“. Ihre Grundlage ist die systematische Recherche und Analyse der wissenschaftlichen „Evidenz“ aus Klinik und Praxis und deren Einteilung in Evidenzklassen.

In Deutschland werden ärztliche Leitlinien primär meist von den wissenschaftlichen medizinischen Fachgesellschaften (siehe AWMF), der ärztlichen Selbstverwaltung (Bundesärztekammer (BÄK) und Kassenärztliche Bundesvereinigung (KBV), bzw. Bundeszahnärztekammer (BZÄK) und Kassenzahnärztliche Bundesvereinigung (KZBV)) oder von Berufsverbän-

den entwickelt und verbreitet. Informationen über und Zugang zu internationalen Leitlinien-Projekten und -Agenturen bietet das Guidelines International Network mit der weltweit umfangreichsten Leitlinien-Datenbank.

Leitlinien für die strukturierte medizinische Versorgung (d. h. für die Integrierte Versorgung und für Disease-Management-Programme) werden Nationale VersorgungsLeitlinien (NVL) genannt. In diesem Zusammenhang wird beim Ärztlichen Zentrum für Qualität in der Medizin (ÄZQ) das von Bundesärztekammer, Kassenärztlicher Bundesvereinigung und Arbeitsgemeinschaft der Wissenschaftlichen Medizinischen Fachgesellschaften (AWMF) getragene Programm für Nationale Versorgungsleitlinien redaktionell betreut. Daneben besteht die Zahnärztliche Zentralstelle Qualitätssicherung (ZZQ), die von der Bundeszahnärztekammer und der Kassenzahnärztlichen Bundesvereinigung getragen wird. Neben den medizinischen Leitlinien, die in erster Linie für Ärzte erstellt werden, gibt es auch äquivalente Fachinformationen für Patienten, sogenannte Patientenleitlinien.

In der Krankenpflege existieren den Leitlinien verwandte Expertenstandards.

Leitlinien in der Diabetologie

Basierend auf evidenten Studien und dem aktuellen Stand der wissenschaftlichen Forschung erfahren Leitlinien daher eine stetige Anpassung. Je nach Bewertung durch die einzelnen Fachgesellschaften weisen die Stufenschemata der Therapie des Typ-2-Diabetes Gemeinsamkeiten aber auch Unterschiede auf. Darüber hinaus verändern neue Wirkstoffe das Therapiegeschehen und bieten neue Ansätze für eine differenzierte Therapie des Typ-2-Diabetes.

Im Kontext mit den medizinischen Notwendigkeiten spielen Sozialstrukturen und Kostenrahmen eine zunehmende Rolle bei der Bewertung.

Anhand des EASD/ADA-Konsensus sowie der Nationalen Versorgungsleitlinien für die Therapie des Typ-2-Diabetes (NVL) sei gezeigt, wie sich bestimmte Bewertungskriterien auf die Therapieentscheidung niederschlagen können. In der deutschen NVL konnten die Fachgesellschaften aufgrund unterschiedlicher Gewichtung der Bewertungskriterien keinen einheitlichen Vorschlag für die Vorgehensweise in der medikamentösen

Therapie erzielen. Dies spiegelt auch die Sachlage wieder, dass Therapieentscheidungen bei Haus- und Fachärzten (Diabetologen), aufgrund der wissenschaftlicher Datenlage im Einzelfall und Bewertung bei den in der Regel bestehenden Komorbiditäten sowie der persönlichen Rahmenbedingungen beim Patienten, unterschiedlich ausfallen können.

Differenzierte Therapievorschläge in den Therapiealgorithmen

Der **EASD/ADA-Konsensus** stellt den patientenzentrierten Ansatz, der als Kernprinzip der evidenzbasierten Medizin betrachtet wird, in den Vordergrund. Der Rahmen wird durch die besten verfügbaren Belege für Methoden und Wirkstoffe bestimmt und verwendet dort, wo solides stützendes Material fehlt, die Erfahrung und Gutachten von Experten. Den Komorbiditäten und dem Alter der Patienten wird ein breiter Raum für die Ermessensentscheidung eingeräumt. Auch eine Dreifachkombination von Wirkstoffen wird diskutiert. Deren Einsatz kann im Einzelfall sinnvoll sein.

Für den Übergang von der oralen Therapie zum Insulin wird ein einfaches Schema empfohlen, das in der Regel unter Beibehaltung der OADs eine Ergänzung mit Basalinsulin vorsieht: Basalinsulin wird als optimaler Einstieg in die Insulintherapie angesehen (siehe nebenstehende Abb.).

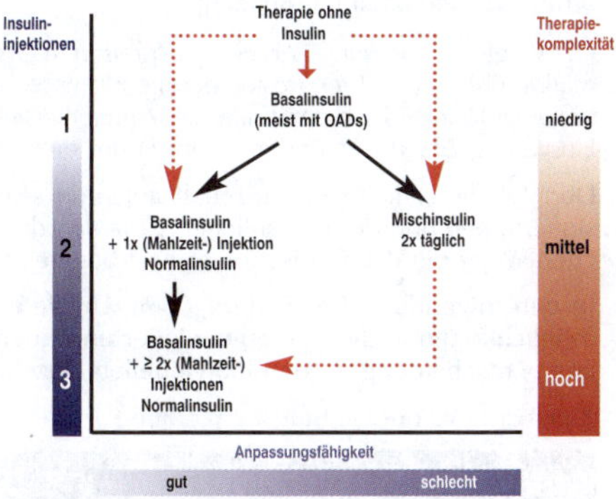

DEGAM und AkdÄ empfehlen primär Wirkstoffe, die einen positiven Studienbeleg sowie klinische Endpunkte nachweisen. Erst danach folgen Substanzen mit geringerer methodischer Zuverlässigkeit, die aber Nutzenbelege anhand von Surrogatparametern – speziell HbA1c – aufweisen. Daraus soll der „beste Weg" im Hinblick auf eine „individualisierende Beratung" ermittelt werden.

DDG und DGIM listen alle OADs alphabetisch auf, da jeder Wirkstoff im therapeutischen Einsatz Vor- und Nachteile hat. Damit werden differenzierte

Entscheidungsmöglichkeiten in der Therapie in den Vordergrund gestellt, die es dem Arzt erlauben jeweils Multimorbidität und Präferenz des Patienten mit zu berücksichtigen.

Das **AMNOG-Verfahren** (Arneimittel-Neuordungsgesetz) bei neuen Arzneimitteln mit früher Kosten-Nutzen-Bewertung (IQWiG/GBA) und anschließenden Preisverhandlungen führen zu zusätzlichen Einsparungen, aber u. U. zu einem Verlust an Therapieoptionen, wenn neue Wirkstoffe erst gar nicht in der Behandlung etabliert werden können.

So kann z. B. die Ablösung eines preiswerten Medikaments mit kostenintensiven „Nebenwirkungen und Folgen" durch ein etwas teureres neues Medikament, das diese „Nebenwirkungen und Folgen" nicht hat, durchaus zu Einsparungen bei der Behandlung führen. Leider sind diese gesundheitsökonomischen Bewertungen noch kein Standard.

Auch individuelle, sinnvolle und kostensenkende Lösungen bei Patienten, die nicht in das gängige Schema passen, bleiben durch gesundheitspolitische Vorgaben oft außer Betracht.

Der Vergleich von reinen Arzneimittelpreisen in Deutschland gibt keine Information über die wahren Kosten der medikamentösen Therapie, da Rabattverträge der Krankenkassen mit den Arzneimittelherstellern zu einer zusätzlichen Einsparung führen, die für die Therapiekosten entscheidend sein können.

Der Behandler kann im Einzelfall aufgrund seiner Kenntnisse der Wirkstoffgruppen und der persönlichen Variablen des Patienten abwägen, welchen Weg er in der Medikation seines Patienten für optimal hält.

In den folgenden Übersichten geben wir die unterschiedlichen Ansatzmöglichkeiten in der Therapie wieder und überlassen es Ihrer persönlichen Entscheidung für den individuellen Einzelfall auszuwählen.

Zielkorridore der Diabetesbehandlung

Zielparameter		Zielwerte
HbA1c		6,5 – 7,5 % 48 – 58 mmol/mol
Blutzucker	nüchtern postprandial	100 – 126 mg/dl 5,6 – 6,9 mmol/l 140 – 199 mg/dl 7,8 – 11,0 mmol/l
LDL-Cholesterin		< 100 mg/dl < 2,6 mmol/l
Gewicht	BMI 27-35 kg/m² BMI > 35 kg/m²	ca. – 5 % Gewicht ≥ – 10 % Gewicht
Blutdruck	RR	< 140 / 80 mmHg

Leitlinienbehandlungsschema nach DDG / DGIM und DEGAM / AkdÄ für Typ-2-Diabetes

HbA1c-Zielkorridor in den Therapiestufen: 6,5 – 7,5 %
(nächste Stufe, wenn Ziel nach 3 – 6 Monaten nicht erreicht)

Individuelle Therapieziele mit dem Patienten vereinbaren!

Diabetes Typ 2

↓ **Hyperglykämie** ↓ **Fettstoffwechsel** ↓ **Arterielle Hypertonie** ↓ **Rauchen** ↓ **Adipositas**

↓

1. Stufe **Basistherapie**

als Voraussetzung für alle Stufen
Schulung, Ernährungstherapie, Steigerung der körperlichen Aktivität, Raucherentwöhnung (zusätzliche Behandlung weiterer Risikofaktoren, wenn indiziert).

↓

2. Stufe **Basistherapie + Pharmaka-Monotherapie**

(Differenzierung nach DDG/DGIM und DEGAM/AkdÄ siehe nächste Seite)
Wirkstoffe in alphabetischer Reihenfolge:

1. Wahl Metformin

oder

DDP-4-Hemmer, GLP-1-RA, Glukosidasehemmer, Pioglitazon, SGLT-2-Hemmer, Sulfonylharnstoff / Glinid

↓

3. Stufe **Insulin allein oder Pharmaka-Zweifachkombination**

(Differenzierung nach DDG/DGIM und DEGAM/AkdÄ siehe nächste Seite)
Wirkstoffe in alphabetischer Reihenfolge:

DDP-4-Hemmer, GLP-1-RA, Glukosidasehemmer, Insulin (Basal), Metformin, Pioglitazon, SGLT-2-Hemmer, Sufonylharnstoff/Glinid

↓

4. Stufe **Intensivierte(re) Insulin- und Kombinationtherapieformen**

Basalinsulin oder **Basalinsulin + GLP-1-RA** (Zulassungsstatus!) oder **präprandial kurzwirkendes Insulin** (1-3mal tgl./SIT) oder **CT** (Mischinsulin) oder **ICT / CSII**

Differenzierungen in den Therapiestufen nach den Vorschlägen von DEGAM / AkdÄ und DDG / DGIM:

Bewertung nach DEGAM / AkdÄ | **Bewertung nach DDG / DGIM**

2. Therapie-Stufe:

DEGAM / AkdÄ:

1. Wahl ist Metformin
2. Mit Nutzennachweis klinischer Endpunkte bei Metforminunverträglichkeit / Kontraindikationen
   - ➡ Humaninsulin (CT/SIT)
   - ➡ Glibenclamid (SH)
3. Ohne Nutzennachweis klinischer Endpunkte bei Metforminunverträglichkeit / Kontraindikationen
   - ➡ DPP-4-Hemmer
   - ➡ α-Glukosidase-Hemmer
   - ➡ weitere SH, Glinide

DDG / DGIM:

1. Wahl ist Metformin
2. Wahl bei Metforminunverträglichkeit / Kontraindikationen
   - ➡ DPP-4-Hemmer
   - ➡ Insulin (häufig Basalinsulin)
   - ➡ SGLT-2-Hemmer
   - ➡ Sulfonylharnstoffe / Glinide
   - ➡ α-Glukosidase-Hemmer
   - ➡ Glitazone (Pioglitazon)

3. Therapie-Stufe:

DEGAM / AkdÄ:

Insulin oder Zweifachkombination
Alle 3 Therapieoptionen sind gleichrangig

- ➡ Metformin plus Insulin

oder

- ➡ Metformin plus Glibenclamid

oder

- ➡ Metformin plus DPP-4-Hemmer

Vor- und Nachteile für jeden einzelnen Patienten abwägen und entscheiden.

DDG / DGIM:

Zweifachkombination
(in alphabetischer Folge)

Metformin plus

- ➡ DPP-4-Hemmer
- ➡ GLP-1-Rezeptoragonisten
- ➡ α-Glukosidase-Hemmer
- ➡ Insulin (häufig Basalinsulin)
- ➡ SGLT-2-Hemmer
- ➡ Sulfonylharnstoffe / Glinide
- ➡ Glitazone (Pioglitazon)

4. Therapie-Stufe:

DEGAM / AkdÄ:

Intensivierte Insulin und Kombinationstherapie

Insulin

- ➡ präprandial kurzwirkend (SIT)

oder

- ➡ konventionell

oder

- ➡ intensiviert (ICT)

bei Adipösen **plus Metformin**

DDG / DGIM:

Intensivierte Insulin und Kombinationstherapie

Metformin plus

- ➡ Basalinsulin

oder

- ➡ Verzögerungsinsulin plus GLP-1-RA

oder

- ➡ präprandial kurzwirkendes Insulin (SIT)

oder

- ➡ Konventionelle Insulinthperapie

oder

- ➡ Intensivierte Insulintherapie (ICT, CSII)

Übersicht zum Wirkmechanismus der einzelnen Substanzklassen sowie deren Vor- und Nachteile in der Therapie

Wirkstoffe	Wirkmechanismus	Vorteile	Nachteile
α-Glukosidase-hemmer z.B.: Acarbose, (Glucobay®), Miglitol (Diastabol®)	• hemmt α-Glukosidase • verzögert KH-Resorption	• keine Hypoglykämien • Wirkung im Darm • ⬇ postprandiale Glukose • ⬇ CV-Ereignisse ?	• gastrointestinal • häufige Dosierung • ⬇ moderate HbA1c-Senkung
Biguanide z.B.: Metformin	• aktiviert AMP-Kinase • ⬇ hepatische Glukoseproduktion	• Langzeiterfahrung • keine Hypoglykämien • gewichtsneutral • ⬇ CV-Ereignisse ?	• gastrointestinal • Lactatazidose • B-12 Mangel • Kontraindikationen
DPP-4-Hemmer z.B.: Sitagliptin, (Januvia®), Vildagliptin (Galvus®), Saxagliptin (Onglyza®)	• hemmen DPP-4 • erhöhen GLP-1, GIP	• keine Hypoglykämien • gut verträglich	• ⬇ mittleres HbA1c • Pankreatitis ? • Urticaria
Glitazone z.B.: Pioglitazon (Actos®)	• PPAR Aktivator • ⬆ Insulinsensitivität	• keine Hypoglykämien • kein Wirkverlust • ⬇ TGs, • ⬆ HDL-C • ⬇ CV (Pioglitazon) ?	• ⬆ Gewichtszunahme • Ödeme/Herzinsuffizienz • Knochenfrakturen • ⬆ Myokardinfarkt (Rosiglitazon ?) • Blasen-CA (Pioglitazon ?)
GLP-1-Rezeptor-agonisten z.B.: Exenatide (Byetta®), Liraglutid (Victoza®)	• aktivieren GLP-1-RA • ⬆ Insulin, ⬇ Glucagon • ⬇ Magenentleerung • ⬆ Sättigung	• ⬇ Gewicht • keine Hypoglykämien • ⬆ β-Zellmasse ? • CV-Schutz ?	• ⬆ gastrointestinale Beschwerden • Pankreatitis ? • medulläres Schilddrüsen-CA ? • Spritzen notwendig
Insuline z.B.: Humaninsuline, Analoginsuline	• aktivieren Insulinrezeptor • ⬆ periphere Glukose-aufnahme	• immer wirksam • ⬇ mikrovaskuläres Risiko	• ⬆ Hypoglykämien • ⬆ Gewichtszunahme • Spritzen, "Stigma" • Schulung erforderlich
SGLT-2-Hemmer z.B. Dapagliflozin (Forxiga®), Empagliflozin (Jardiance®)	• hemmt Rückresorption von Glukose (Niere)	• wenig Hypoglykämien (Monotherapie) • ⬇ Gewicht	• Nierenfunktion (GFR beachten!) • Balanitis, Vulvovaginitis
Sulfonylharnstoffe/ Glinide z.B.: Glibenclamid (Euglucon®), Glimepirid (Amaryl®), Repaglinide (NovoNorm®)	• schliesst K-ATP-Kanäle • ⬆ Insulinsekretion	• Langzeiterfahrung • ⬇ Mikrovaskuläres Risiko	• ⬆ Hypoglykämie • ⬆ Gewichtszunahme • Wirkverlust, Sekundärversagen • ischämische Präkonditionierung ?

? = Sachlage nicht eindeutig

Prioritäten für die Auswahl der Pharmaka-Therapieoptionen in der Behandlung des Typ-2-Diabetes im Hinblick auf die Entwicklung des Körpergewichts, des Hypoglykämierisikos sowie der Therapiekosten der eingesetzten Medikamente (1. Stufe ist immer Ernährung/Bewegung):

Priorität	Therapiestufe der Leitlinien	Medikamente
Gewichtsanstieg vermeiden	2. Stufe Monotheraphie	Metformin
		DPP-4-Hemmer
		GLP-1-Rezeptoragonist
		SGLT-2-Hemmer
Hypoglykämien vermeiden	2. Stufe Monotheraphie	Metformin
	3. Stufe Zweifachkombination	Metformin + Glitazon
		Metformin + DPP-4-Hemmer
		Metformin + GLP-1-Rezeptoragonist
		Metformin + SGLT-2-Hemmer
	3. Stufe Dreifachkombination	Metformin + SGLT-2-Hemmer + DPP-4-Hemmer oder GLP-1-Rezeptoragonist
		Metformin + DPP-4-Hemmer + Glitazon oder SGLT-2-Hemmer
		Metformin + GLP-1-Rezeptoragonist + Glitazon oder SGLT-2-Hemmer
Kosten begrenzen	2. Stufe Monotheraphie	Metformin
	3. Stufe Zweifachkombination	Metformin + Sulfonylharnstoffe
		Metformin + Insulin (meist "Basal")
	3. Stufe Dreifachkombination	Metformin + Sulfonylharnstoffe + Insulin (meist "Basal")
	4. Stufe Insulin und Kombinationen	Insulin (BOT, BOTplus, SIT, CT, ICT, CSII)

Prioritäten für die Auswahl der Pharmaka-Therapieoptionen in der Behandlung des Typ-2-Diabetes im Hinblick auf die Komorbiditäten und das Alter:

Begleiterkrankung	Medikament	Eigenschaften in der Therpie
Koronare Herzkrankheit (KHK)	Metformin	Kardiovaskulärer Benefit (UKPD-Studie), vermeidet Hypoglykämien
	Sulfonylharnstoffe	Ischämische Präkonditionierung
	Glitazone	Kardiovaskuläre Ereignisse ⬇
	GLP-1-Rezeptoragonisten	GLP-1-basierte Therapien senken kardiometabolische Risiken
	SGLT-2-Hemmer	Kein Anstieg des kardiovaskulären Risikos
Herzinsuffizienz	Metformin	außer bei instabiler oder schwerwiegender Herzinsuffizienz
	Glitazone	möglichst vermeiden
	GLP-1-Rezeptoragonisten	Besondere Wirkungen der GLP-1-basierten Therapien
	SGLT-2-Hemmer	Keine Erfahrungen außer NYHA 1 (Dapa.)
Nierenfunktionseinschränkung	Insulin	Höheres Hypoglykämierisiko: wegen längerer HWZ Dosisreduktion
	Metformin	Laktazidosegefahr, D: GFR < 60 ml/min **STOP!** USA: bis Kreatinin ≥ 1,5 mg/dl (m)/ 1,4 mg/dl (w) UK: GFR < 45 ml/min ⬇ Dosis, GFR < 30ml/min **STOP!**
	Sulfonylharnstoffe	Vorsicht, besonders bei Glibenclamid
	DPP-4-Hemmer	Dosisreduktion
	GLP-1-Rezeptoragonisten	Exanatide nicht anwenden bei GFR < 30 ml/min
	SGLT-2-Hemmer	Dapagliflozin GFR < 60 ml/min **STOP!** Empagliflozin GFR < 45 ml/min **STOP!**
Lebererkrankungen	Alle OAD	Die meisten Medikamente sind bei fortgeschrittener Lebererkrankung nicht ausreichend getestet; Pioglitazon verbessert möglicherweise eine Steatosis hepatis, SGLT-2-Hemmer beschränkt einsetzbar.
	Insulin	Beste Option bei schwerwiegender Lebererkrankung.
Hypoglykämie	Antidiabetika generell	Vermehrte Bedenken wegen Assoziation mit erhöhter Mortalität. Sorgfältige Auswahl von Medikamenten bei gefährdeten Personen; Wechselwirkungen beachten!

Ältere Menschen - Medikation generell	
Berücksichtigen: - Verminderte Lebenserwartung - Mehr kardiovaskuläre Erkrankungen - Verminderte GFR - Höheres Risiko für Nebenwirkungen durch Polypharmazie - Größere Gefahren durch Hypoglykämie	**Folgen für die Therapie:** Weniger ehrgeizige HbA1c-Ziele (7,5-8,0 %), wenn normnahe Einstellung mit wenig Aufwand nicht erreichbar ist; Fokus auf Arzneimittelsicherheit, Hypoglykämievermeidung und nebenwirkungsarme Therapie.

Prioritäten für die Auswahl der Pharmaka-Therapieoptionen in der Behandlung des Typ-2-Diabetes im Hinblick auf die Organwirkung:

Organwirkung	Substanzklasse / Wirkstoff							
	α-Glukosidasehemmer	Biguanide Metformin	DPP-4-Hemmer	Glitazone	GLP-1-Rezeptoragonisten	Insuline	SGLT-2-Hemmer	Sulfonylharnstoffe/ Glinide
Insulinsensitivität steigern		✓	✓	✓	(✓)	✓		
Inadäquate Glukagonsekretion beeinflussen (α-Zelldysfunktion)			✓		✓			
β-Zelldysfunktion aufheben			✓		✓	✓		✓
Chronischen β-Zellverlust aufhalten			✓		✓	✓		
Glukoseausscheidung über die Niere steigern							✓	
Glukoseaufnahme aus GI-Trakt reduzieren	✓	(✓)			✓			
Gewichtsreduktion beeinflussen					✓		✓	
Magenentleerung verzögern					✓			
Appetit/Hungergefühl reduzieren					✓			
Glukoseaufnahme in der Muskulatur gesteigert		(✓)				✓		
Hepatische Glukoseproduktion reduzieren		✓		✓		✓		

Kurzbeschreibung der Wirkstoffe für die Behandlung des Typ-2-Diabetes

Auf den folgenden Seiten finden Sie in alphabetischer Reihenfolge Kurzbeschreibungen der Antidiabetika, die in Anlehnung an die Fachinformationen erstellt sind. Sie ersetzen diese aber nicht, sondern sollen nur auf die wichtigsten Eigenschaften der Substanzen hinweisen. Die Fachinformationen (www.fachinfo.de mit DocCheck-Passwort) befinden sich in einem stetigen Anpassungsprozess, sodass im Zweifelsfall unbedingt eine aktuelle Einsicht erforderlich ist. Bezüglich des wirtschaftlichen Einsatzes der Wirkstoffe und daraus abgeleiteter Präparate hat der Gesetzgeber Rahmenbedingungen geschaffen, die im Einzelfall zu berücksichtigen sind. Auch hier gibt es ein großes stetiges Veränderungspotenzial. Folgende Einflüsse wirken sich auf die Verschreibung aus:

1. **Rabattverträge der Krankenkassen mit Pharmaherstellern**
2. **GBA- und KV-Beschlüsse nationaler und auch regionaler Wirkung**
3. **AMNOG-Verfahren mit Kosten-Nutzen-Bewertung**

Der wirtschaftliche Einsatz von Arzneimitteln und deren Verordnung wird mittlerweile bei vielen Indikationen und Präparaten durch Rabatt- oder Mehrwertverträge zwischen Herstellern und Krankenkassen geregelt. In der Praxis- und Apotheken-EDV werden diese Regelungen abgebildet. Dies ist bei Anwendung in der Therapie sowohl in der Klinik (SGB V; § 115b) als auch in der Praxis (SGB V, § 106a und § 130a) geregelt und zu berücksichtigen, um Regresse zu vermeiden. Durch Vorgaben von Kassenärztlichen Vereinigungen kann auch eine prozentuale Einschränkung gewisser Wirkstoffe von der Anzahl der Verordnungen her gelten, um einen Kostenrahmen einzuhalten.
Darüber hinaus sind einige Präparate generell mit Einschränkungen belegt und dürfen nur noch in medizinisch begründeten Ausnahmefällen zulasten der GKV (GBA-Beschluss) verordnet werden.
Durch das AMNOG-Verfahren der Kosten- und Nutzenbewertung neuer Arzneimittel, dass im ersten Jahr mit Start in den Arzneimittelmarkt in Deutschland wirksam wird, kann es zusätzliche wirtschaftliche und generelle Einschränkungen nach Ablauf des Jahres geben, wenn Präparate nach Abschluss der Bewertung durch **IGWiG** (**I**nstitut für **Q**ualität und **W**irtschaftlichkeit im **G**esundheitswesen) und **GBA** (**G**emeinsamer **B**undes**a**usschuss) nicht mehr zulasten der GKV verordnet werden dürfen (Kostenbremse) oder vom Hersteller nicht mehr in Deutschland angeboten werden.

Das IQWiG ist ein Institut, das durch wissenschaftliche Gutachten die Entscheidungen des GBA unterstützen soll.
Der GBA setzt sich aus zehn Vertretern der Kassen (GKV), KVen, der Deutschen Krankenhausgesellschaft sowie drei unabhängigen Mitgliedern zusammen, ist zur Zeit die höchste Entscheidungsinstanz für den GKV-Leistungskatalog und steht unter der Rechtsaufsicht des Bundesministeriums für Gesundheit (BMG).

α-Glucosidasehemmer

Präparate	**Acarbose = Glucobay® 50 mg / 100 mg** **Miglitol = Diastabol® 50 mg / 100 mg**
Wirkung	Hemmt kompetitiv die Disaccharidasen im Dünndarm, Ergebnis: Verminderung von Ausmaß und Geschwindigkeit des BZ-Anstiegs nach KH-Aufnahme, Netto-Aufnahme ist nicht verändert.
Indikation	Bei Typ-1- und Typ-2-Diabetes, auch in Kombination mit anderen oralen Antidiabetika und Insulin. Als medikamentöse Ersttherapie bei: - Patienten mit fehlender oder nur milder Symptomatik - BZ nüchtern < 150 mg/dl (8,3 mmol/l), pp-BZ < 250 mg/dl (13,9 mmol/l) - bei auffalend starkem pp-Blutzuckeranstieg (> 80 mg/dl (4,4 mmol/l))
Dosierung	Einschleichend dosieren: initial 1-2x 25-50 mg/Tag zu den Mahlzeiten, Dosissteigerung in Wochenabständen, Dosisfindung nach Wirkung und NW/Meteorismus), max. Tagesdosis 3x 100 mg, in Ausnahmefällen bis 600 mg.
Nebenwirkungen	Meteorismus, Flatulenz, Tenesmen, Diarrhoe, selten Ödeme und Transaminasenanstieg.
Gegenanzeigen	Schwangerschaft, Kinder, Leberfunktionsstörungen, entzündliche Darmerkrankungen, insbesondere, wenn Ulzerationen vorliegen, schwere NI mit einer Kreatininclearance < 25 ml/min.
Wechselwirkungen	Wirkungsabschwächung durch Antazida, Verdauungsenzympräparate und Gallensäuren-bindenden Harze.
Pharmakokinetik	Orale Bioverfügbarkeit ca. 1-2 %, jedoch ca. 35 % bei den bakteriellen Abbauprodukten.
Hinweise	Vorteil: keine Hypoglykämien, bei Hypoglykämien unter Kombination mit Insulin oder SH nur reine Glukose verwenden, keine Disaccharide, da diese nicht schnell genug gespalten werden. Patienten darüber aufklären! Die Nebenwirkungsrate kann durch niedrig dosierten Therapiebeginn (25-50 mg) und langsame Dosissteigerung deutlich vermindert werden. Im Vergleich zu anderen Antidiabetika hohe Tagestherapiekosten.

Biguanide	
Präparate	**Metformin = Glucophage®, Mescorit®, Meglucon®, Mediabet®, Siofor®, Metformin Lich® u. v. a. (Tabl. á 500 mg / 850 mg / 1000 mg)**
Wirkung	Metformin besitzt folgende Teilwirkungen: - Reduktion der hepatischen Glukoseproduktion - Steigerung der Insulinwirkung am Muskel - Verzögerung von intestinalen Resorptionsprozessen Voraussetzung: ausreichende endogene Insulinproduktion.
Indikation	Typ-2-Diabetes, insbesondere bei Übergewichtigen, bei denen allein durch Diät und körperliche Bewegung keine ausreichende Einstellung erreicht wurde; bei Erwachsenen Kombination mit OAD und Insulin, bei Kindern ab 10 Jahren nur mit Insulin möglich.
Dosierung	Initial 500 mg/850 mg nach dem Frühstück, stufenweise Erhöhung der Tagesdosis in Abständen von mehreren Tagen bis zu zwei Wochen auf max. 3x 850 mg bzw. 2x 1000 mg. Dosen über 2 g/Tag erzielen nur eine geringe Wirkungssteigerung und eine höhere NW-Rate.
Nebenwirkungen	Gastrointest. Störungen aufgrund von Malabsorption, Lactat-Acidose (0,024 Fälle in 1000 Therapiejahren), Blutbildveränderungen.
Gegenanzeigen	Alle Zustände und Erkrankungen, die zu azidotischer Stoffwechsellage prädisponieren: NI und andere Nierenerkrankungen, schwere kardiale, hepatische, pulmonale und konsumierende Erkrankungen. Schwangerschaft und Stillzeit.
Wechselwirkungen	Verstärkung der Wirkung von Metformin durch: Acarbose, ACE-Hemmer, ß-Blocker, Fibrate, NSAR, Insulin, Sulfonylharnstoffe. Abschwächung der Wirkung von Metformin durch: Corticoide, Östrogene, Saluretika, Thiazid-Diuretika, Schilddrüsenhormone, Sympathomimetika.
Pharmakokinetik	Orale Bioverfügbarkeit ca. 50-60 %, HWZ 1,5-4,5 Std., Elimination ausschließlich unverändert renal.
Hinweise	Vorteile: keine Hypoglykämien bei Monotherapie, Gewichtsabnahme, Kontrollen: Kreatinin, Blutbild und Transaminasen alle 6 Monate, bei älteren Patienten evtl. öfter. Wichtig: keine Gabe 2 Tage vor und nach i.v.-Gabe von Rö.-KM (wg. Nierenfunktion)!! Eine Metformin-Therapie muss ausgesetzt werden: vor, während und nach Operationen, wenn der Allgemeinzustand noch nicht stabilisiert ist; sofortiges Absetzen bei Muskelkrämpfen, schweren GIT-Störungen und schwerer Adynamie.

Gliptine (DPP-4-Hemmer)

Präparate	**Sitagliptin = Januvia® / Xelevia® 100 mg** **Vildagliptin = Galvus® / Jalra® 50 mg** **Saxagliptin = Onglyza™ 2,5 mg / 5 mg**
Wirkung	Gliptine verhindern den enzymatischen Abbau der Inkretinhormone und fördern damit indirekt die physiologische Freisetzung von Insulin in der Bauchspeicheldrüse.
Indikation	Typ-2-Diabetes in Kombination mit Metformin und/oder Sulfonylharnstoffen bzw. Glitazonen, wenn unter diesen OADs keine optimalen BZ-Werte erzielt werden. Sitagliptin ist auch in der Monotherapie zugelassen.
Dosierung	Sitagliptin 100 mg 1x täglich zu SH und/oder Metformin, Sitagliptin kann auch mit Insulin kombiniert werden. Vildagliptin 50 mg 1x täglich zu SH und/oder 2x täglich zu Metformin oder Glitazonen, Saxagliptin 5 mg 1x täglich zu SH und/oder Metformin oder Glitazonen zum Essen oder unabhängig davon.
Nebenwirkungen	Pankreatitis, Nebenwirkungen, die unter SH, Metformin und Glitazonen beobachtet werden, werden auch unter den Gliptinen beobachtet, z. B. häufige Hypoglykämien in Verbindung mit SH.
Gegenanzeigen	Überempfindlichkeit auf die Wirkstoffe; wegen fehlender Daten nicht in der Schwangerschaft oder Stillzeit.
Wechselwirkungen	Keine klinisch relevanten Wechselwirkungen bekannt; Digoxin-Patienten mit Gliptinen überwachsen.
Pharmakokinetik	Sitagliptin 87 % Bioverfügbarkeit, max. Plasmakonzentration nach 1-4 h, wird über das CYP-System der Leber und über die Nieren metabolisiert; nicht anwenden bei mäßiger oder schwerer Niereninsuffizienz. Für Vildagliptin gelten ähnliche Daten, jedoch wird es nicht nennenswert über das CYP-System metabolisiert. Saxagliptin wird über das CYP-System metabolisiert bzw. über die Niere ausgeschieden, daher sollte es bei schwerer Nierensuffizienz mit Vorsicht angewendet werden.
Hinweise	Gliptine gibt es in Fixkombinationen mit Metformin: Sitagliptin: Janumet®, Velmetia® Vildagliptin: Eucreas®

Glinide	
Präparate	**Nateglinid = Starlix® 60 mg / 120 mg, Repaglinid = Novonorm® 0,5 mg / 1,0 mg / 2,0 mg**
Wirkung	Glinide wirken auf die K^+-ATP-Kanäle-Kanäle und sorgen für eine glukosesensitive Insulinfreisetzung, die schnell einsetzt und kurz wirksam ist (quick-on/quick-off).
Indikation	Typ-2-Diabetes als Monotherapie (nur Repaglinid) o. in Kombination mit Metformin (die Metformindosis kann bei einer Umstellung von einer Mono- auf eine Kombinationstherapie unverändert weitergeführt werden).
Dosierung	1-30 Minuten vor jeder Hauptmahlzeit, nach Ersteinstellung ggf. Dosisanpassung nach 1-2 Wochen.
Nebenwirkungen	Hypoglykämie, Bauchschmerzen und Diarrhö.
Gegenanzeigen	Typ-1-Diabetes, diabet. Ketoazidose mit oder ohne Koma, schwere Leberfunktionsstörung, Schwangerschaft und Stillzeit; nur Repaglinid: gleichzeitige Anwendung von Gemfibrozil.
Wechselwirkungen	Verstärkung der Glinide-Wirkung durch: ACE-Hemmer, NSAR, Salicylate, MAO-Hemmer, nicht selektive Betablocker und anabole Hormone (z. B. Methandrostenolon); nur Repaglinid: Gemfibrozil, Clarithromycin, Itraconazol, Ketoconazol, Trimethoprim, Ciclosporin. Abschwächung der Wirkung durch: Diuretika, Kortikosteroide, Rifampin, Phenytoin und Johanniskraut; nur Nateglinid: Somatropin, Somatostatin-Analoga (z. B. Lanreotid, Octreotid), ß2-Agonisten,; nur Repaglinid: orale Kontrazeptiva, Rifampicin, Barbiturate, Carbamazepin, Danazol, Schilddrüsenhormone und Sympathomimetika.
Pharmakokinetik	Repaglinid: Orale Bioverfügbarkeit ca. 60 %, HWZ ca. 1. Std., Metabolisierung zu inaktiven Metaboliten, die überweigend biliär ausgeschieden werden, der Rest (ca 10 %) renal. Nateglinid: orale Bioverfügbarkeit ca. 70 %, HWZ 1,5 Std., überwiegend renale Ausscheidung (83 %), mit den Fäzes ca. 10 %.
Hinweise	Wird eine Mahlzeit ausgelassen, sollte auch die Repaglinid-/Nateglinid-Dosis entfallen. Der Schweregrad von Hypoglykämien ist im Vergleich zu SH geringer.

Glitazone

Präparate	**Pioglitazon = Actos® 15 mg / 30 mg / 45 mg**
Wirkung	Wirkung über eine Bindung an einen Rezeptor (PPAR-Gamma), der verschiedene Mechanismen im Kohlenhydrat- und Fettstoffwechsel reguliert. Die Aktivierung dieses Rezeptors führt zu einer besseren Übertragung des Insulinsignals in der Zelle. Folge: Im Fettgewebe werden Glukose und Fettsäuren vermehrt aufgenommen, Lipogenese und Glukoseutilisation werden verstärkt.
Indikation	Typ-2-Diabetiker mit SH oder Metformin ohne ausreichende BZ-Kontrolle. Bei übergewichtigen Patienten und Unverträglichkeit oder Kontraindikation gegen Metformin. Pioglizaton kann mit Insulin kombiniert werden. Bei Kombination mit Insulin kann die Insulindosis beibehalten werden. Bei Patienten, die nicht auf die Therapie ansprechen, Pioglitazon absetzen; im Hinblick auf potenzielle Risiken sollte der Nutzen regelmäßig geprüft werden.
Dosierung	Einmal täglich mit oder ohne Mahlzeit in Kombination mit Metformin und einem Sulfonylharnstoff. Bei Patienten, die über eine Hypoglykämie berichten, sollte die Dosis des Sulfonylharnstoffs reduziert werden.
Nebenwirkungen	Häufig Infektion der oberen Atemwege, Bronchitis, Anämie, Hypästhesie, Kopfschmerzen, Sehstörungen, Knochenbrüche, Arthralgie, Hämaturie, erektile Dysfunktion, Gewichtszunahme; Benommenheit, Flatulenz bei Komb. mit SH; Herzinsuffizienz, Atemnot, Rückenschmerzen, Ödeme bei Komb mit Insulin. Hypoglykämie häufig in Komb. mit Insulin und sehr häufig in Komb. mit SH und Metformin.
Gegenanzeigen	Herzinsuffizienz, auch in der Anamnese (NYHA I bis IV), Leberfunktionsstörung, diabet. Ketoazidose, Blasenkrebs (auch anamnestisch), ungeklärte Makrohämaturie, Schwangerschaft und Stillzeit.
Wechselwirkungen	Unter Gemfibrozil Verdreifachung der Plasmakonzentration von Pioglizaton (Verringerung der Dosis von P.). Rifampicin senkt die Plasmakonzentration um 54 %.
Pharmakokinetik	Bioverfügbarkeit < 80 %, Metabolisierung über das Cytochrom P450 in aktive und inaktive Metaboliten, Ausscheidung über die Fäzes (ca. 55 %) und die Niere (ca. 45 %), HWZ von Pioglizaton 5-6 Std., die der aktiven Metaboliten 16-23 Std.
Hinweise	Hinweise beachten zu Flüssigkeitsretention und Herzinsuffizienz, ältere Patienten, Blasenkrebs, Leberfunktion, Gewichtszunahme, Hämatologie, Hypoglykämie, Augenerkrankungen, Frakturrisiko.

GLP-1-Rezeptoragonist Liraglutid kontinuierlich	
Präparate	**Liraglutid = Victoza®** **Injektionslösung sc 0,6 mg / 1,2 mg / 1,8 mg**
Wirkung	Liraglutid ist ein Inkretin-Analogon (97 % identisch mit hu-manem GLP-1), das die antihyperglykämische Wirkung von GLP-1 zeigt. Es erhöht glukoseabhängig die Insulinsekretion, unterdrückt die Glukagonsekretion und verlangsamt die Magenentleerung. Liraglutide wirkt vorwiegend auf den Nüchternblutzucker*).
Indikation	Typ-2-Diabetes in Kombination mit Metformin oder Sulfonylharnstoffen – bzw. deren Kombination – oder Metformin und Glitazon, wenn unter diesen OAD keine optimalen BZ-Werte erzielt werden.
Dosierung	1x tägliche sc-Injetion mit 0,6 mg beginnend zu beliebigem Zeitpunkt (mahlzeitenunabhängig). Nach einer Woche Steigerung auf 1,2 mg; je nach Behandlungserfolg auf max. 1,8 mg täglich steigern.
Nebenwirkungen	Übelkeit, Erbrechen und Durchfall sowie Hypoglykämien in Verbindung mit Metformin und/oder Sulfonylharnstoffen sowie Glitazonen, häufig gastrointestinale Beschwerden.
Gegenanzeigen	Überempfindlichkeit gegen den Wirkstoff und/ oder einen der sonstigen Bestandteile; nicht Einsetzen bei Typ-1-Diabetes und Ketoazidose, ebenso bei mittelschwerer (30-59 ml/min Kreatinin-Clearance) und schwerer Niereninsuffizienz (Kreatinin-Clearance <30 ml/min). Keine Anwendung in Schwangerschaft und Stillzeit.
Wechselwirkungen	Bisher geringes Potenzial für Wechselwirkungen. Durch die verlangsamte Magenentleerung kann die Aufnahme oraler Medikamente verzögert sein.
Pharmakokinetik	Liraglutid wirkt 24 h; 8-12 h nach subkutaner Injektion wird die max. Plasmakonzentration erreicht. Die Bioverfügbarkeit liegt bei 55 %.
Hinweise	Gewichtsabnahme (1,0-2,8 kg), vor allem bei höhrem BMI, verminderter Appetit und erhöhtes Sättigungsgefühl führen zu reduzierter Nahrungsaufnahme.

*) Wirkweise siehe S. 27

GLP-1-Rezeptoragonist Exenatid prandial/kontinuierlich	
Präparate	**Exenatid = Byetta® 5 µg / 10 µg; Bydureon® 2 mg (Depotpräparat mit Exenatid LAR)**
Wirkung	Exenatid ist ein Inkretin-Mimetikum, das antihyperglykämische Wirkungen von GLP-1 zeigt. Es erhöht glukoseabhängig die Insulinsekretion, unterdrückt die Glukagonsekretion und verlangsamt die Magenentleerung*).
Indikation	Typ-2-Diabetes in Kombination mit Metformin und/oder Sulfonylharnstoffen, sowie Thiazolidindionen, wenn unter diesen OAD keine optimalen BZ-Werte erzielt werden.
Dosierung	Byetta®: 2x täglich Injektion mit 5 µg beginnend max. 60 min. vor der Morgen- bzw. Abendmahlzeit. Nach mindestens einem Monat Steigerung auf 2x täglich 10 µg (Spritz-Eß-Abstand wichtig). Bydureon®: 1x 2 mg wöchentlich, keine Dosissteigerung.
Nebenwirkungen	Sehr häufig Überkeit, Erbrechen und Durchfall sowie Hypoglykämien in Verbindung mit Metformin und/oder Sulfonylharnstoffen, häufig gastrointestinale Beschwerden.
Gegenanzeigen	Überempflindlichkeit gegen den Wirkstoff und/oder sonstige Bestandteile; nicht Einsetzen bei Typ-1-Diabetes und Ketoazidose, Typ-2-Diabetes mit ß-Zellversagen, sowei bei schwerer Niereninsuffizienz (Kreatinin-Clearance <30 ml/min). Keine Anwendung in Schwangerschaft und Stillzeit. Keine Anwendung unter 18 Jahren.
Wechselwirkungen	Durch die verlangsamte Magenentleerung kann die Aufnahme oraler Medikamente verzögert sein. Einnahme daher mindestens eine Stunde vor der Byetta®-Injektion.
Pharmakokinetik	Byetta®: 2 h nach subkutaner Injektion wird die mediane Spitzenplasmakonzentration erreicht. Bydureon®: nach wöchentlichen Gaben liegen die Plasmakonzentrationen nach 6-7 Wochen in Maximalbereich (~300 pg/ml).
Hinweise	Gewichtsabnahme, verminderter Appetit und erhöhtes Sättigungsgefühl führen zu reduzierter Nahrungsaufnahme.

*) Wirkweise siehe S. 27

SGLT-2-Hemmer	
Präparate	**Dapagliflozin = Forxiga® 5 mg / 10 mg** **Empagliflozin = Jardiance® 10 mg / 25 mg**
Wirkung	SGLT-2-Hemmer verhindern die Rückresorption von Glukose aus dem Primärharn; sie sind hoch potente selektive und reversible Inhibitoren des Natrium-Glukose-Cotransporters 2.
Indikation	Pat. mit Typ-2-Diabetes, wenn Diät und Bewegung nicht ausreichen und eine Metforminunverträglichkeit vorliegt. Als Kombinationstherapie mit anderen BZ-senkenden Arzneimittel einschl. Insulin. Lediglich die Kombination mit Pioglitazon wird wegen eines erhöhten Blasenkrebsrisikos nicht empfohlen (nur Dapa.).
Dosierung	Empfohlene Tagesdosis Dapa. 10 mg / Empa. 10 mg bzw. 25 mg; bei Kombination mit Insulin oder Sekretagoga diese Wirkstoffe ggf. reduzieren. Dapa. bei Pat. mit Nierenfunktionsstörungen GFR < 60 ml/min absetzen, Empa. sollte nicht mehr begonnen werden (regelmäßige Kontrolle der Nierenfunktion!); Empa. bei GFR < 45 ml/min absetzen. Bei leichten oder moderaten Leberfunktionsstörungen keine Dosisanpassung nötig.
Nebenwirkungen	Hypoglykämie in Monotherapie und mit Metformin gering, erhöht mit Sekretagoga und Insulin, häufig Vulvovaginitis, Balanitis, Harnwegsinfektionen, Dysurie, Rückenschmerzen (Dapa.), Hyperhidrose (Dapa.); gesteigerte Diurese, daher Blutdruckabfall möglich.
Gegenanzeigen	Überempfindlichkeit gegen den Wirkstoff und / oder sonstige Bestandteile; nicht anzuwenden bei Typ-1-Diabetes / Schwangerschaft.
Wechselwirkungen	Nicht empfohlen bei Patienten, die Schleifendiuretika erhalten oder einen Volumenmangel haben, ggf. muss eine Anpassung des Insulins sowie der Sekretagoga erfolgen.
Pharmakokinetik	Beide Wirkstoffe werden metabolisiert (überwiegend inaktives O-Glucuron), Ausscheidung über den Harn mit 75 % Dapa. und 54 % Empa. sowie mit Fäces; Bioverfügbarkeit 78% Dapa., bei Empa. keine Angaben in FI; Proteinbindung 91 % Dapa. und 86% Empa.; Halbwertszeit 12,5 h Dapa. (10 mg), Empa. (10/25 mg) 12,4 h.
Hinweise	Vor Therapiebeginn Kontrolle der Nierenfunktion empfohlen, danach 1x jährlich. Die Kombination von DPP-4-Hemmern sowie GLP-1-Rezeptoragonisten mit Dapa wurde nicht untersucht. SGLT-2-Hemmer Fixkombination mit Metformin (Xigduo®) 5 mg / 850 mg und 5 mg / 1000 mg.

Sulfonylharnstoffe (Glibenclamid)

Präparate	**Glibenclamid = Euglucon® N, Azuglucon®, Duraglucon®, Gliben-Hexal®, Glibenclamid-"Firma" u.v.a.® (Tabl. á 1,75 mg / 3,5 mg)**
Wirkung	Stimulation der glukoseinduzierten Insulinproduktion und -sekretion in den ß-Zellen der Langerhans´schen Inseln, keine sichere extrapankreatische Wirkung.
Indikation	Typ-2-Diabetes, falls Gewichtsreduktion und diätetische Maßnahme erfolglos oder wenn Monotherapie mit Acarbose oder Metformin nicht ausreichend wirksam. Bei beginnendem Sekundärversagen kann eine Kombinationsbehandlung mit Insulin versucht werden.
Dosierung	Beginn mit 1,75 mg unmittelbar vor dem Frühstück, Dosissteigerung im Abstand von 3-7 Tagen, Tageshöchstdosis 3x 3,5 mg, davon 2 morgens und 1 abends, Dosisreduktion bei Niereninsuffizienz. Eine termingerechte Einnahme ist wichtig, Mahlzeiten dürfen nicht ausgelassen werden, wenn eine Tabletteneinnahme erfolgt ist.
Nebenwirkungen	Hypoglykämie (schwere H. stationär überwachen!), auch protrahiert verlaufend, GIT-Beschwerden, allergische u. toxische Hautreaktionen, Knochenmarksdepressionen, Leberfunktionsstörungen.
Gegenanzeigen	Typ-1-Diabetes, komplettes Sekundärversagen, Schwangerschaft und Stillzeit, Ketoazidose, Niereninsuffizienz (GFR < 30 ml/min), schwere Leberfunktionsstörung, bekannte Allergie gegen Sulfonamide.
Wechselwirkungen	Wirkungsverstärkung durch: Insulin und andere orale Antidiabetika (Metformin), ACE-Hemmer, ß-Blocker, Chinolone, Cumarin-Derivate, Salizylate, Tetrazykline; Wirkungsabschwächung durch: Sympathomimetika, Saluretika, Schilddrüsen- u. weibl. Sexual-Hormone, Laxantien (chron. Mißbrauch), Phenytoin, Rifamipicin, Indometacin.
Pharmakokinetik	Orale Bioverfügbarkeit 100 % (Euglucon N), bei einigen Generika deutlich geringer (bei Umstellung bedenken!); Wirkdauer ca. 15 Std., HWZ 2-5 Std., Metabolisierung vollständig hepatisch zu schwach aktiven Metaboliten, Ausscheidung der Metaboliten je zur Hälfte renal und biliär, keine Kumulation bei GFR > 30 ml/min.
Hinweise	Glibenclamid kann auch mit anderen nicht-insulinfreisetzenden oralen Antidiabetika kombiniert werden (Metformin, Acarbose); besondere Hypoglykämiegefahr durch verzögerte, lang anhaltende Insulinfreisetzung.

Sulfonylharnstoffe (Glimepirid)

Präparate	**Glimepirid = Amaryl®** **1 mg / 2 mg / 3 mg / 4 mg / 6 mg und weitere Glimepirid-"Firma"-Zubereitungen**
Wirkung	Insulinfreisetzung: Glimepirid reguliert die Insulinsekretion durch Interaktion mit den ATP-abhängigen Kaliumkanälen in der Zellmembran der ß-Zelle (in Abhängigkeit vom Blutzuckerspiegel). Extrapankreatische Wirkung: Glimepririd verbessert die Insulinempfindlichkeit des Gewebes.
Indikation	Typ-2-Diabetes
Dosierung	Die Initialdosis bei Beginn einer Therapie beträgt 1 mg einmal täglich, sollte eine Erhöhung notwendig werden, kann die Dosis schrittweise im Intervall von 1-2 Wochen auf 2 mg, 3 mg oder 4 mg erhöht werden. Tagesdosen über 4 mg verbessern nur in Einzelfällen die Wirkung. Tageshöchstdosis: 6 mg. Die Tagesdosis Glimepirid wird üblicherweise immer unmittelbar vor dem Frühstück mit viel Flüssigkeit eingenommen. Wird nicht gefrühstückt, erfolgt die Einnahme vor der nächsten Hauptmahlzeit.
Nebenwirkungen	Hypoglykämie, Sehstörungen, GIT-Störungen, Allergien.
Gegenanzeigen	Typ-1-Diabetes, Sekundärversagen einer Glimepirid-Therapie, schwere Nierenfunktionsstörung (Kreatinin-Clearance < 30 ml/min.), bekannte Überempfindlichkeit gegen andere SH, Schwangerschaft und Stillzeit.
Wechselwirkungen	Verstärkung der Glimepirid-Wirkung durch: Insulin und andere orale Antidiabetika (Metformin), ACE-Hemmer, ß-Blocker, Chinolone, Cumarin-Derivate, Salizylate, Tetrazykline. Abschwächung der Glimepirid-Wirkung durch: Sympathomimetika, Saluretika, Schilddrüsen- u. weibl. Sexualhormone, Laxantien (chron. Mißbrauch), Phenytoin, Rifampicin, Indometacin.
Pharmakokinetik	Bioverfügbarkeit: 100 %, HWZ 5-8 Std., Ausscheidung ca. 2/3 renal und 1/3 über die Fäzes. Hohe Eiweißbildung (> 99 %).
Hinweise	Glimepirid zeichnet sich durch eine lange Wirkdauer (Einmalgabe) und durch eine sehr kurzfristige Insulinfreisetzung zu den Mahlzeiten aus.

Eine Laktatazidose liegt vor, wenn eine Anreicherung von Milchsäure/Laktat ($\geq$ 8 mmol/l im Serum) zu einer schweren dekompensierten metabolischen Azidose (pH < 7,25) geführt hat.

Eine alleinige Erhöhung des Laktatspiegels ohne relevante pH-Erniedrigung reicht zur Diagnosestellung nicht aus, da bei maximaler Muskelarbeit physiologische Anstiege bis 20 mmol/l beobachtet werden können.

Die Laktatazidose ist bei metforminbehandelten Patienten eine extrem seltene Therapiekomplikation. Die Laktatazidose entsteht vor allem, wenn unter Sauerstoffmangel das Pyruvat aus der Glykolyse zu Laktat abgebaut wird. Laktat kann in gewissen Ausmaßen in der Leber im Rahmen der Glukoneogenese eliminiert werden. Fällt die Leberfunktion ab, kann eine massive Laktatanhäufung nicht mehr kompensiert werden. Bei der medikamentös induzierten Laktatazidose spielt die Hemmung der Atmungskette eine entscheidende Rolle. Metformin blockiert die Elektronenübertragung in der Atmungskette, dadurch steigt der anaerobe Stoffwechsel.

Anzeichen: Die Laktatazidose äußert sich in Appetitlosigkeit, Übelkeit, Erbrechen, Oberbauchschmerzen sowie Muskelschmerzen. Eine Adynamie mit Antriebsmangel sowie Verwirrtheit und Desorientierung können ebenfalls vorkommen. Das klinische Bild ist oft uncharakteristisch und zum Teil durch schleichend progrediente Hinfälligkeit und Beeinträchtigung des Bewusstseins geprägt.

Untersuchungsmethode: Die Blutentnahme sollte nach Möglichkeit in Ruhe, ohne Faustschluss und bei einer Stauung von unter 30 mmHg erfolgen (oder kapillär).

Therapie:

- Natriumbikarbonat - der Infusionsbehandlung sind durch drohende Natrium- und Volumenüberlastung natürliche Grenzen gesetzt. (Infusionsgeschwindigkeit max. 200 mmol/h bei ständiger Blut-pH-Kontrolle).
- Bei einem Laktatspiegel >10 mmol/l und besonders bei einem oligoanurischen Patienten hat sich die Hämodialyse als kausale Behandlungsmaßnahme bewährt. Nur so ist eine beschleunigte Elimination der die Stoffwechselentgleisung verursachenden Biguanide möglich. Gleichzeitig werden große Laktatmengen eliminiert und bei Gabe von Natriumbikarbonat über flüssiges Natrium und Volumen entfernt.

Die Letalität schwankt zwischen 40 und 100 %. Besonders groß ist sie bei der durch Phenformin induzierten Laktatazidose (ca. 70 %). Die Letalität der durch Metformin induzierten Azidose liegt bei ca. 30 %.

Physiologie des Insulins:

Bildung – Speicherung – Sekretion

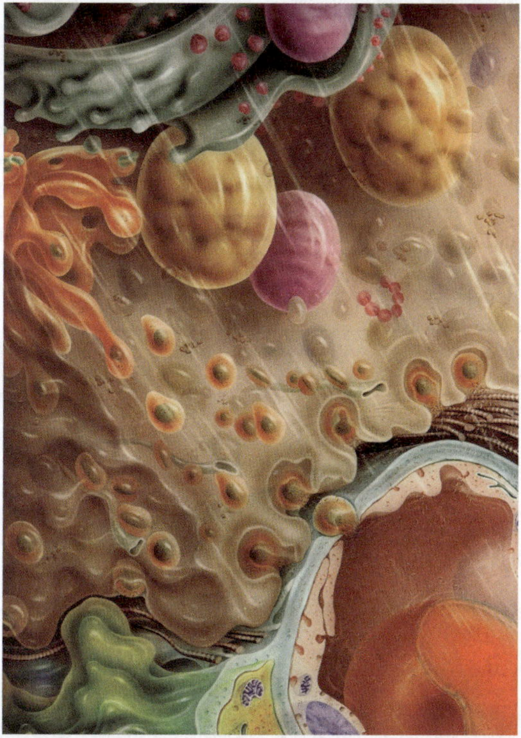

Von Oben nach Unten: Bildung des Proinsulins am endoplasmatischen Retikulum, Speicherung und Umwandlung zu Insulin in den Vesikeln sowie Freisetzung des Insulins aus den Vesikeln in die Blutbahn.

Aus: J. Richter, Insulin, Physiologie und Pathophysiologie – Folgen des Insulinmangels, Herausgegeben von Hoechst Aktiengesellschaft, Frankfurt 1982.

Charakterisierung	Sanofi	Lilly
Insulinanaloga sehr kurz wirkend	Apidra® 0,1,2	Humalog® 0,1,2
Insulinanaloga langwirkend	Lantus® 0,1,3	
NPL/NPA Mischinsuline		Humalog® Mix 50 0,1 Humalog® Mix 25 0,1
Normalinsulin kurz wirkend	Insuman® Rapid 1* Insuman® Infusat 2*	Huminsulin® Normal 0,1
NPH-Mischinsuline	Insuman® Comb 50 1 Insuman® Comb 25 1* Insuman® Comb 15 1	Huminsulin® Profil III 0,1
NPH-Insuline	Insuman® Basal 1*	Huminsulin® Basal 0,1

(Modifiziert nach Insulintabellen in: Diabetes, Stoffwechsel und Herz 2013; 22; 270 und Rote Liste online).

Bemerkungen:

Jeglicher Insulinwechsel beinhaltet neben Chancen auch Risiken!

Ist beim jeweiligen Insulin kein Hinweis angegeben, ist es sowohl als U40 Insulin in Flaschen und als U100 Insulin in 3ml-Kartuschen für die jeweilige Injektionshilfe (Pen/Pumpe) verfügbar.

* auch U40 oder U100-Flascheninsulin
0 nur U100 Insulin

1 auch als U100 FertigPen:
Sanofi: SoloStar® (Lantus®, Apidra®, Insuman® Rapid, Insuman® Comb25, Insuman® Basal)
Novo: Innolet® (Actrapid®, Protaphane®, Actraphane® 30), FlexPen® (NovoMix® 30, Levemir®, NovoRapid®, Protaphane®)
Lilly: Humalog® Pen, Humalog® Mix Pen, Huminsulin® Basal Pen, Humaject®Profil III

2 auch als U100 Insulin in Flaschen
3 saure Lösung, nicht mit neutralem Insulin mischbar
Insulintabelle als Download unter www.KT-Books.de

Charakterisierung	Novo-Nordisk	Berlin-Chemie
Insulinanaloga sehr kurz wirkend	NovoRapid® [0,1,2]	Liprolog® [0,1,2]
Insulinanaloga langwirkend	Levemir® [0,1]	
NPL/NPA Mischinsuline	NovoMix® 30 [0,1]	Liprolog® Mix 25 [0,1] Liprolog® Mix 50 [0,1]
Normalinsulin kurz wirkend	Actrapid® [1]	Berlinsulin® H Normal [0]
NPH-Mischinsuline	Actraphane® 50 [1] Actraphane® 30 [1]	Berlinsulin® H 30/70 [0]
NPH-Insuline	Protaphane® [1]	Berlinsulin® H Basal [0]

Übersicht der Analoginsuline in Deutschland

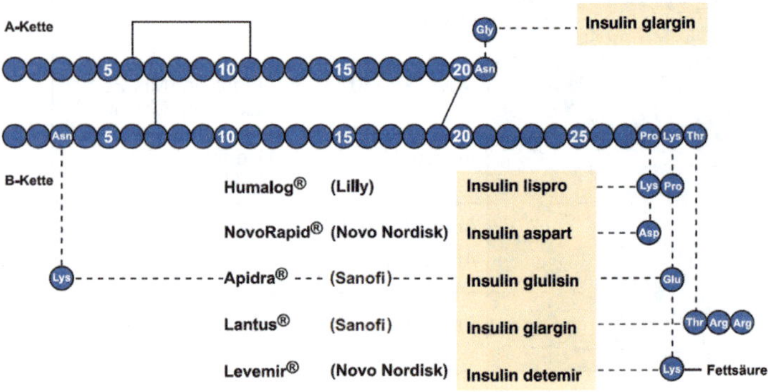

Der Austausch von Aminosäuren bewirkt am Insulinmolekül modifizierte Eigenschaften:

Veränderungen an Positionen B3, B28, B29 (Wirkungsbeschleunigung):

- Die Hexamerenbildung des Insulins wird unterdrückt
- Folge: deutlich rasche Anflutung aus dem Unterhautfettgewebe
- Glulisin ist zusätzlich zinkfrei: keine Komplexbindung an Proteine, bessere Anflutung vor allem auch bei Adipösen

Veränderungen an Positionen B29, B30, A21 (Wirkungsverzögerung):

- Einführen eines Fettsäurerestes an B29 erhöht die Eiweißbindung;
- Natürlich vorkommende Aminosäuren in B31, B32 vermindern die Löslichkeit des Insulins; es wird aus dem Unterhautfettdepot eine gleichmäßige Freisetzung mit einem sehr flachen Wirkprofil erzielt.

Indikation

- Nicht-Erreichen des individuellen Therapieziels nach Ausschöpfung der Basistherapie und/oder oralen Antidiabetika.

- Zwingende Insulin-Indikation bei Ketonurie, fortschreitenden diabetesspezifischen Komplikationen (z. B. dialysepflichtige Niereninsuffizienz, schmerzhafte Neuropathie), perioperativ (in Abhängigkeit von der Art des Eingriffes), bei schwangeren Diabetikerinnen (falls Normoglykämie durch Basistherapie nicht erreicht wird).

Jeder Typ-1-Diabetiker muss heute intensiviert (mit Basis- und Bolusinsulin) oder mit einer Insulinpumpentherapie behandelt werden. Ein insulinpflichtiger Typ-2-Diabetiker sollte ebenfalls intensiviert eingestellt sein. Der Typ-2-Diabetiker braucht dann möglichst frühzeitig eine basale Insulinversorgung, wenn ein guter Nüchternblutzucker trotz korrektem abendlichem KE-Faktor nicht erreicht wird.

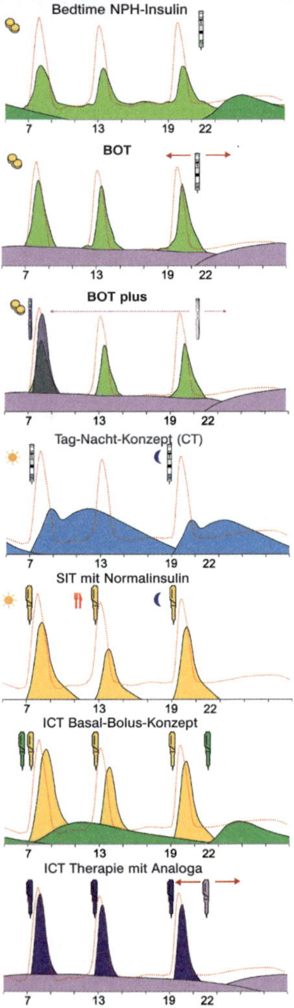

Voraussetzungen

- Ernährungsberatung und Schulung mit Beginn der Insulintherapie.
- Blutglukosemessung vor Beginn der Insulintherapie sowie Anleitung zur Dokumentation.

Möglichkeiten der Insulintherapie

- Bedtime NPH-Insulin (nur nachts Basalinsulin) oder BOT = basalunterstützte orale Therapie - Basalinsulin langwirkend - abends bzw. zu jeder Tageszeit, aber jeden Tag zur gleichen Zeit (gilt nur für Lantus®).
- BOTplus = BOT mit zusätzlicher Gabe von schnellwirkendem Analoginsulin zu einer Hauptmahlzeit.
- konventionelle Insulintherapie (CT) = 2x Mischinsulin 25/75 pro Tag oder 3x Mischinsulin 50/50
- Supplementäre Insulintherapie (SIT) = kurzwirkendes Insulin zu Hauptmahlzeiten.
- Intensivierte Insulintherapie (ICT) = Basis und Bolus als getrennte Insulininjektion mit NPH-Insulin oder langwirkendem Basisinsulin und Normalinsulin oder kurzwirkenden Analoginsulinen zu den Mahlzeiten.

= Tablette

= variabler Spritz-Zeitpunkt

= fixer Spritz-Zeitpunkt

Bedtime NPH-Insulingabe oder BOT

= basalunterstützte orale Therapie, d. h. Kombinationstherapie aus oralen Antidiabetika und langwirkendem Insulin bei Typ-2-Diabetikern.

Erhöhte Nüchternblutzucker- (NBZ-) Werte sind Folge eines Basalinsulindefizites während der zweiten Nachthälfte und am frühen Morgen. Dadurch ist die Glukoneogenese gesteigert, die NBZ-Werte sind erhöht (Resistenz der Leber). Außerdem kommt es zu einer gesteigerten Glukoseproduktion (Glykogenolyse/Glukoneogenese) in der Leber nach dem Frühstück, da diese durch das Insulindefizit nicht gebremst werden kann. Günstigerweise beeinflusst bei der BOT das Insulin die Glykogenolyse/Glukoneogenese über den ganzen Tag.

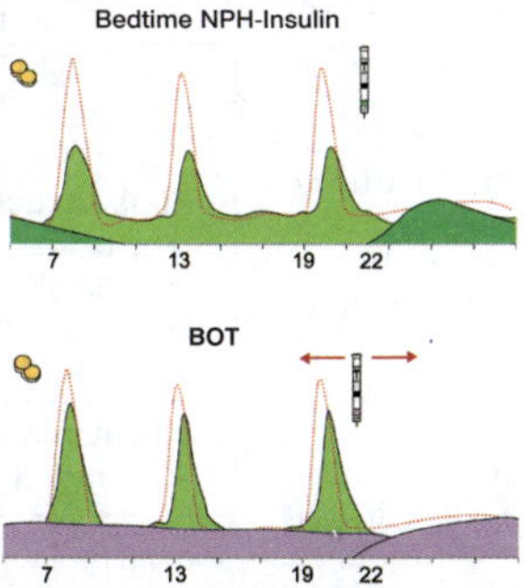

Indikation:	NBZ erhöht
Injektionszeitpunkt:	ca. 22 Uhr (Bedtime-Gabe bei NPH-Insulin); bei der BOT kann Lantus® auch zu anderen Tageszeiten gegeben werden (dann aber immer zur gleichen Tageszeit).
Insulinart:	reines Verzögerungsinsulin: z.B. Insuman® Basal, oder Protaphane® bei NPH-Insulin, z. B. Lantus® bei BOT
Beispiel:	48-jähriger Patient, 80 kg, 165 cm, seit 7 Jahren DM Typ 2, HbA1c 8,1 %, NBZ 220 mg/dl (12,2 mmol/l). *Bisherige Therapie:* Glimepirid 3 mg, Metformin 2x 1000 mg *Vorgehen:* 10 Einheiten Basalinsulin, Dosissteigerung frühstens nach 3 Tagen ambulant, wenn der NBZ > 100 mg/dl (5,6 mmol/l).

Titrationsalgorithmen für basale Insuline

Insulin glargin

Mittelwert der vorangegangenen 2-4 Tage [mg/dl/mmol/l]	Veränderung der Insulindosis [IE]
> 180 / 10	+ 8
> 160 / 8,9	+ 6
> 140 / 7,8	+ 4
> 110 / 6,1	+ 2
> 90-110 / 5,0-6,1	± 0
Zielblutzucker: Nüchternblutzucker ≤ 110 mg/dl (6,1 mmol/l) und keine Hypoglykämie (SMBG > 90 mg/dl [5,0 mmol/l])	Keine Änderung
Nüchternblutzucker ≤ 90 mg/dl [5,0 mmol/l])	- 2

Insulin glargin (Lantus®) hat als Basalinsulin ein sehr flaches Wirkprofil. Dadurch wird das bei NPH-Insulinen häufig beobachtete nächtliche Hypoglykämierisiko deutlich herabgesetzt.

Dem hat auch der GBA in seiner Bewertung als einzigem langwirkenden Insulinanalogon Rechnung getragen: Lantus® kann alternativ beim Risiko für schwere Hypoglykämien unter intensivierter Therapie eingesetzt werden.

Nach der 2-in-3-Regel (wenn NBZ in 3 Tagen nicht im Zielbereich, dann um 2E erhöhen) kann der Nüchternblutzucker mit dieser einfachen Merkregel in den Zielbereich gelenkt werden. Eine Titration ist aber auch nach obigem Blutzuckerschema möglich.

Insulin detemir

Blutzucker vor dem Frühstück [mg/dl / mmol/l]	Dosierungsanpassung [E]
> 180 / 10,0	+ 8
163 - 180 / 9,1 - 10,0	+ 6
145 - 162 / 8,1 - 9,0	+ 4
127 - 144 / 7,1 - 8,0	+ 2
109 - 126 / 6,1 - 7,0	+ 2
73 - 108 / 4,1 - 6,0	keine Änderung
56 - 72 / 3,1 - 4,0	- 2
< 56 / 3,1	- 4

Ein weiteres langwirkendes Basalinsulin ist das Insulin detemir (Levemir®). Durch die dynamische Albuminbindung im Gewebe und im Plasma führt es zu stabileren BZ-Werten am Morgen. Durch das gegenüber NPH-Insulinen dosisabhängig mehr oder weniger flache Wirkprofil ist das Hypoglykämierisiko vermindert. Vergleicht man die langwirkenden Analoginsuline Glargin und Detemir sind beide gut wirksam.

Eine Gewichtszunahme scheint bei der Einmalgabe von Determir etwas geringer zu sein.

Bei Detemir werden oft höhere Tagesinsulindosen benötigt als bei Glargin und NPH-Insulin, häufig muss es zweimal täglich injiziert werden.

Bei der Anwendung in Kombination mit oralen Antidiabetika wird empfohlen zu Beginn der Behandlung einmal täglich mit einer Dosierung von 10 E bzw. 0,1 – 0,2 E/kg KG zu starten. Die Dosierung muss entsprechend dem Bedarf individuell angepasst werden (siehe Tabelle S. 58).

BOTplus als Alternative zur CT

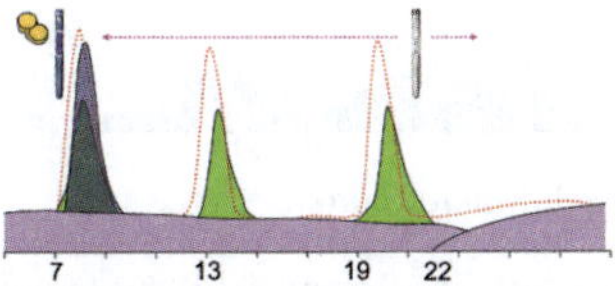

Optimierter Nüchternblutzucker in der BOT schützt langfristig nicht vor postprandialen BZ-Anstiegen, da die Leistung der ß-Zellen bei Typ-2-Diabetikern kontinuierlich abnimmt. Eine einfache Alternative zur konventionellen Insulintherapie stellt daher die gezielte Gabe von schnellwirkendem Analoginsulin oder Normalinsulin zu den Mahlzeiten dar. Normalinsulin immer dann, wenn die Patienten Zwischenmahlzeiten einnehmen, um diese mit der längeren Wirkung des Normalinsulins abzudecken.

Der Einsatz des schnellwirkenden Insulins erfolgt mit 20 % der benötigten Lantus®-Dosis, beginnend idealerweise zur Mahlzeit mit dem höchsten postprandialen Blutzuckerwert oder zum Frühstück, Tageszeit mit der geringsten Insulinsensitivität. Entweder startet man mit festen Insulindosen oder mit Dosisanpassung, wenn der Patient den Blutzucker selbst messen und zur Dosisanpassung angelernt werden kann. Zielbereich ist ein postprandialer Blutzucker unter 140 mg/dl bzw. 7,5 mmol/l.

Dosierungsbeispiel:
Patient hat 30 E Lantus®, Patient startet mit 6 E kurzwirksamem Analoginsulin (z. B. Apidra®, hierfür wurde das Dosisschema entwickelt) zur Mahlzeit mit dem höchsten postprandialen Wert; Dosisanpassung wie üblich in 1-E-Schritten.

Lantus®-Dosis [E]	Startdosis Apidra® [E]
15 - 19	3
20 - 24	4
25 - 29	5
30 - 34	6
35 - 39	7
40 - 44	8
45 - 49	9
50 - 54	10
55 - 59	11

Für pflegebedürftige Patienten eignet sich dieses Konzept durchaus, da das langwirkende Insulin glargin auch morgens gegeben werden kann und zeitgleich die Mahlzeiteninsulingabe erfolgt, eventuell sogar nach der Mahlzeit (Kontrolle was der Patient gegessen hat). Eine langfristige Ausweitung der Normalinsulin-/Analoginsulingabe auch auf eine abendliche Injektion ist dabei möglich. Dann sollten die oralen Antidiabetika auf alleinige Metformingaben reduziert werden. Die BOTplus zeigt, dass mit dieser einfachen und auch pflegedienstgerechten Therapie-form HbA1c-Ziele besser erreicht sowie Hypoglykämierisiko und Gewichts-entwicklung günstig beeinflusst werden können.

CT - Konventionelle Insulintherapie

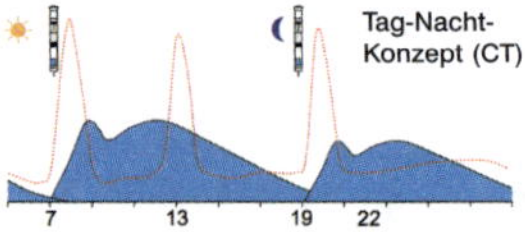

Indikation: älterer Patient mit regelmäßigem Tagesablauf; regelmäßige Nahrungsaufnahme ist Voraussetzung; SIT oder ICT nicht durchführbar.

Injektionszeitpunkt: i.d.R. vor dem Frühstück und vor dem Abendessen Spritz-Ess-Abstand i.d.R. 30 Minuten, außer bei Analog-Misch-Insulinen (z. B. Humalog® Mix 25 o. 50, NovoMix® 30)

Insulinart: Mischinsulin (NPH-Insulin + Normalinsulin / NPH-Insulin + kurzwirkendes Analoginsulin): Normal- und Verzögerungsinsulin werden in verschiedenen Mischungsverhältnissen von 15:85, 25:75, 30:70, 50:50 angeboten, i.d.R. 2/3 der Tagesdosis morgens, 1/3 abends.

Problem: Ungeplante körperliche Aktivität ist nur dann möglich, wenn zusätzlich Kohlenhydrate zugeführt werden. Notwendigkeit von Zwischenmahlzeiten führt oft zur Gewichtszunahme.

Beispiel 1: 73-jährige Patientin, Hirninfarkt vor einem Jahr, seither pflegebedürftig
bisherige Therapie: Glibenclamid 2-0-1, HbA1c 8,8 %; Nüchtern- und pp-Werte deutlich erhöht
Vorgehen: z. B. Insuman® Comb 25 oder Actraphane® 30: 12 - 0 - 6 IE

Beispiel 2: 73-jähriger Patient mit arterieller Hypertonie, HbA1c 8,7 %,
bisherige Therapie: Actraphane® 30: 32 - 0 - 16 IE

Oft sind vor allem am Mittag die BZ-Werte deutlich erhöht, da der Insulinbedarf am Morgen am höchsten ist.

Vorgehen: z. B. Insuman® Comb 50 oder Actraphane® 50: 20 - 16 - 0 IE
und Insuman® Comb 25 oder Actraphane® 30: 0 - 0 - 20 IE

Beurteilung:

Die konventionelle Insulintherapie ist immer noch eine häufige Form der Insulinbehandlung des Typ-2-Diabetes. Sie führt meist nicht zum erwünschten Therapieziel und sollte nur durchgeführt werden, wenn eine andere Einstellung nicht möglich ist. Diese Kriterien erfüllen meist nur ältere, von täglicher Pflege durch Dritte abhängige Personen. Therapieziel bei diesen Patienten ist weniger eine gute Stoffwechsellage zur Vermeidung von Folgeerkrankungen, sondern eine Reduktion der Hyperglykämie. Fixe Insulindosen von lang- und kurzwirkenden Isulinanaloga sind oft eine Alternative.

Das bedeutet, dass die konventionelle Insulintherapie meist die Therapie der älteren Typ-2-Diabetiker ist, unabhängig davon, wie lange der Diabetes besteht.

SIT - Supplementäre Insulintherapie

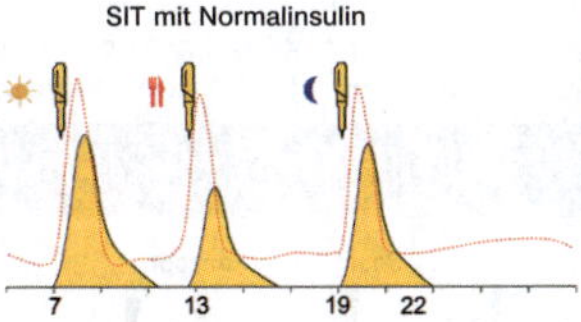

Indikation: erhöhte pp-Werte

Injektionszeitpunkt: Hauptmahlzeiten, Humaninsulin mit Spritz-Ess-Abstand, schnellwirkende Analoga vor oder auch kurz nach der Mahlzeit.

Insulinart: Um eine gute Kontrolle über die pp-Werte zu erreichen, erfolgt die Therapie mit kurz- oder schnellwirkenden Insulinen (z. B. Insuman® Rapid, Actrapid® oder Apidra®, Novo-Rapid®, Humalog®).

Dosisberechnung/ Tagesinsulindosis: (nach Renner) NBZ (in mg/dl) x 0,2 = Tagesinsulindosis (bei Stammfettsucht x 0,3) Verteilung auf Mahlzeiten im Verhältnis 3 : 1 : 2, d.h. die errechnete Dosis muss durch 6 geteilt werden.

Beispiel: 65-jähriger Rentner, seit 8 Jahren DM Typ 2, 78 kg, 166 cm, art. Hypertonie, HbA1c 8,1 %

bisherige Therapie: Metformin 2x 1000 mg,
NBZ: 120 mg/dl
Dosisberechnung: 120 x 0,2 = 24 Einheiten (÷ 6 = 4 E)
Verteilung im Verhältnis 3 : 1 : 2
Insulindosis: 12 : 4 : 8, Metformin sollte nach Möglichkeit weitergegeben werden.

Beurteilung: Wenn orale Antidiabetika nicht mehr ausreichend wirken und vor allem die postprandialen BZ-Werte deutlich erhöht sind, kann die prandiale Insulinsubstitution der nächste Therapieschritt sein. Dies kann mit einem kurzwirkenden Humaninsulin oder mit einem kurzwirkenden Insulinanalogon erfolgen. Insulinanaloga haben hier den Vorteil, dass sie einen schnelleren Insulinpeak aufweisen, die Glukoseproduktion der Leber während der Nahrungsaufnahme besser unterdrücken und der postprandiale Blutzucker dadurch günstiger beeinflußt wird. Bei Patienten mit einem HbA1c-Wert < 8,5 % wird der HbA1c zu 50-70 % durch den postprandialen Wert beeinflusst. Liegt der HbA1c-Wert über 9 % ist der NBZ-Wert die wichtigere Einflußgröße, d.h. je niedriger der HbA1c-Wert ist, desto stärker wird dieser über den pp-Wert beeinflusst.

Anmerkung: In der Regel brauchen rund 45 % der SIT-Patienten nach einem Jahr zusätzlich Basalinsulin.

Kombination von Insulinen mit anderen OADs

Insulin kann prinzipiell mit allen OADs kombiniert werden, wenn dadurch mit der Therapieeskalation ein Vorteil in der Behandlung des Patienten erzielt werden kann. Dabei ist unbedingt der Zulassungsstatus des OADs (siehe aktuelle Fachinformation bezüglich der Kombination mit Insulin) zu beachten. In der Regel erfolgt die Kombination mit einer basalen Insulintherapie.

INTENSIVIERTE INSULINTHERAPIE (ICT)

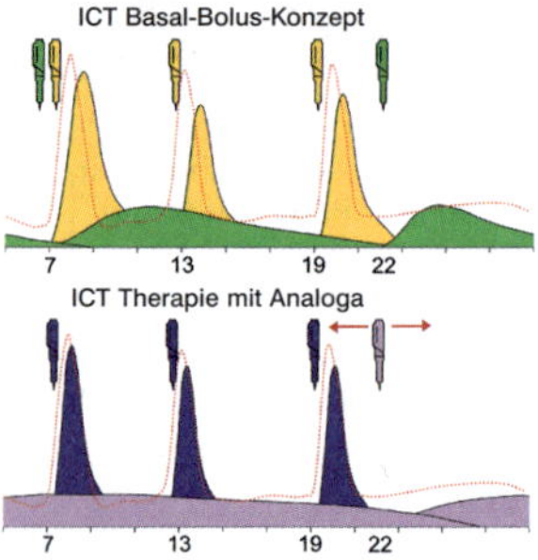

Klinische Studien zeigen (z. B. DCCT, Kumamoto-Studie), dass mit einer ICT das Risiko mikrovaskulärer Komplikationen und der Neuropathie sowie das Hypoglykämierisiko im Vergleich zur konventionellen Therapie vermindert ist.

Praktisches Vorgehen: Für den intensiviert eingestellten Diabetiker ist die Berechnung der Kohlenhydrate unumgänglich. Als Bezugsgröße wird die Kohlenhydrateinheit (KE) verwendet, wobei 1 KE 10 g Kohlenhydraten entspricht. Die Verwendung der Maßeinheit Kohlenhydrateinheit hat den Vorteil, dass eine ganze Reihe von Lebensmitteln in handelsüblichen Größen gerade einer Kohlenhydrateinheit entspricht. So kann man bei einem mittelgroßen Apfel, einem halben Brötchen oder 1/4 l Milch von einer KE ausgehen.

Beispiele:

250 ml Milch	1 KE	45 g Weizenbrötchen	2,5 KE
80 g Kartoffeln	1 KE	45 g Graubrot	2 KE
150 g Pommes Frites	5 KE	150 g Apfel	1,5 KE
100 g Nudeln	3 KE	100 g Apfelkuchen	3 KE
100 g Reis	2,5 KE	60 g Berliner	2 KE

Voraussetzung für die Durchführung einer intensivierten Insulintherapie ist das richtige Bestimmen der Kohlenhydratmenge und somit der KE-Anzahl. Das regelmäßige Wiegen der Nahrungsmittel ist somit besonders bei Therapiebeginn ausgesprochen wichtig. Damit erlernt der Patient das "Schätzen" seiner KE-Menge, welche er für den täglichen Umgang ohne Waage benötigt.

Definition der intensivierten konventionellen Insulintherapie (ICT)
Getrennte Anwendung von schnellwirkendem Normal- oder Analoginsulin und langwirkendem Basalinsulin mit blutglukoseorientierter Stoffwechseleinstellung. Es sollen normoglykämische Blutzuckerwerte zwischen den Mahlzeiten sowie geringe Blutzuckeranstiege postprandial erreicht werden.

Das **Basalinsulin** (NPH-Insulin oder langwirksames Analoginsulin) wird je nach Insulinform 1-3 mal am Tag injiziert, um die Stoffwechselerfordernisse des Intermediärstoffwechsels im Nüchternzustand (hepatische Glukoseproduktion), zwischen den Mahlzeiten und in der Nacht abzudecken. Der basale Insulinbedarf ist abhängig vom BMI und dem Stadium der Insulinresistenz, d.h. es können im Einzelfall deutlich höhere Dosen als angegeben benötigt werden. Körpergewicht und durchschnittliche **Basaldosis**: Insulin glargin (Lantus®) kann als Einmaldosis zu beliebiger Tageszeit, dann aber immer zur gleichen Zeit, gegeben werden. In Einzelfällen ist bei Typ-1-Diabetikern eine individuell angepasste Basalversorgung notwendig (z.B. Dawn-Phänomen).

Körpergewicht (kg)	Basaldosis (E/kg Körpergewicht)
< 70	0,2
70 - 90	0,3
90 - 100	0,4
> 100	0,5

Bei der intensivierten Insulintherapie werden ca. **50 % der Tagesdosis des Insulins als prandiales Insulin** verabreicht (= Bolus), die übrigen **50 % werden für die Basalversorgung** benötigt (= Basis). Eine Aufteilung 60 % prandiales Insulin und 40 % Basalinsulin ist auch möglich.

Das kurzwirksame **Normalinsulin oder Analoginsulin** wird jeweils zu den Mahlzeiten injiziert (prandialer Insulinbedarf). Die Insulinwirkung ist zu verschiedenen Tageszeiten unterschiedlich. Durch den **KE-Faktor** wird festgelegt, wieviel Einheiten Insulin pro KE gespritzt werden. Der Patient hat in der Regel drei verschiedene KE-Faktoren. Der Insulinbedarf ist morgens am höchsten und mittags am niedrigsten (zirkadiane Insulinempfindlichkeit), abends liegt er dazwischen. Bei der Auswahl des prandialen Insulins müssen die Ernährungsgewohnheiten des Patienten berücksichtigt werden. Bei regelmäßiger Einnahme von Zwischenmahlzeiten, wird man ein Humaninsulin verwenden, da durch das Wirkprofil Zwischenmahlzeiten abgedeckt werden können. Möchte/soll der Patient sein Körpergewicht reduzieren, wird man sich eher für ein Analoginsulin entscheiden, um auf Zwischenmahlzeiten verzichten zu können.

KE-Faktoren	Merkregel		
Insulinbedarf pro KE:	KE-Faktor morgens:	1,5 - 4,0 E	3
(bei Normalgewicht)	KE-Faktor mittags:	~ 1,0 E	1
	KE-Faktor abends:	1,0 - 2,5 E	2
	Typ 1 eher weniger, Typ 2 eher mehr		

Korrekturfaktoren

Bei ausgeglichener Stoffwechsellage senkt eine Einheit Insulin den Blutzuckerspiegel im Mittel um etwa 30-40 mg/dl bzw. 1,7-2,2 mmol/l in Abhängigkeit von der Insulinsensitivität auch um 20-60 mg/dl bzw. 1-3 mmol/l.

Blutzuckerschwankungen beim Diabetiker entstehen nicht nur durch die Aufnahme von Kohlenhydraten, sondern auch durch Einflüsse des Berufs- oder Alltagslebens, durch Stress oder durch Lücken in der zeitlichen Insulinverfügbarkeit. Das bedeutet, dass Normalinsulin nicht nur als prandiales Insulin eingesetzt wird, sondern auch als Korrekturinsulin.

Bei einem Blutzucker von 90-120 mg/dl (5,0-6,7 mmol/l) spritzt sich der Patient die errechnete Insulinmenge (KE x KE-Faktor).

Zusätzlich erhält er ein Korrekturschema (Beispiel):

bei BZ von	121-150 mg/dl	(6,7-8,3 mmol/l)	+ 1 Einheit
bei BZ von	151-180 mg/dl	(8,4-9,9 mmol/l)	+ 2 Einheit
bei BZ von	181-210 mg/dl	(10,0-11,6 mmol/l)	+ 3 Einheit
bei BZ von	211-240 mg/dl	(11,7-13,3 mmol/l)	+ 4 Einheit
bei BZ von	241-270 mg/dl	(13,4-15,0 mmol/l)	+ 5 Einheit

CAVE:

Hat ein Patient einen hohen KE-Faktor und nimmt eine große Menge Kohlenhydrate zu sich, muss er sich eine große Insulinmenge spritzen. Ist das kohlenhydratreiche Essen zusätzlich sehr fetthaltig oder wird die Nahrung im Magen nicht gleichmäßig in den Darm weitergegeben (Gastroparese), kann der Patient bei Verwendung eines schnellwirkenden Analoginsulins eine Hypoglykämie während oder kurz nach dem Essen provozieren. Die Kohlenhydrataufnahme ist durch den hohen Fettgehalt verzögert, die Insulinwirkung tritt allerdings sofort ein! In diesem Fall kann es sinnvoll sein, die errechnete Insulindosis zu halbieren, den ersten Teil der Dosis zum Essen, den zweiten Teil eine Stunde nach dem Essen zu spritzen.

Basalratentest, praktische Bestimmung der KE- und Korrektur-Faktoren

Basalratentest

Um die Basalrate beurteilen zu können, muss folgendes beachtet werden:

- Blutzucker muss unter 140 mg/dl (7,8 mmol/l) sein
- Keine starke körperliche Belastung/Sport
- Kein Essen (mindestens 6-7 Stunden) bzw. während der Testphase
- Nicht in Fastenperioden
- Keine akute Erkrankung
- Nicht während der Menstruation

Durchführung des Tests für Verzögerungsinsuline

Test-Beispiel: BZ-Werte bei morgendlicher Gabe von 10 E Verzögerungsinsulin. Auslassen von Frühstück und Mittagessen (zwischen 7 Uhr bis 14 Uhr):

10 E Basal	7 Uhr	9 Uhr	11 Uhr	13 Uhr	14 Uhr	Bewertung Insulin
(1) BZ (mg/dl)	130	160	140	130	120	gut
(2) BZ (mg/dl)	130	160	175	180	200	zu wenig
(3) BZ (mg/dl)	130	160	130	100	60	zu hoch
(1) BZ (mmol/l)	7,2	8,9	7,8	7,2	6,7	gut
(2) BZ (mmol/l)	7,2	8,9	9,7	10,0	11,1	zu wenig
(3) BZ (mmol/l)	7,2	8,9	7,2	5,6	3,3	zu hoch

Bewertung:

(1) gute Einstellung, da der BZ relativ konstant ist
(2) BZ steigt an, d. h. es ist zu wenig Insulin im Blut: Basalrate erhöhen
(3) BZ fällt ab, d. h. es ist zu viel Insulin im Blut: Basalrate verringern.

Basalratentest

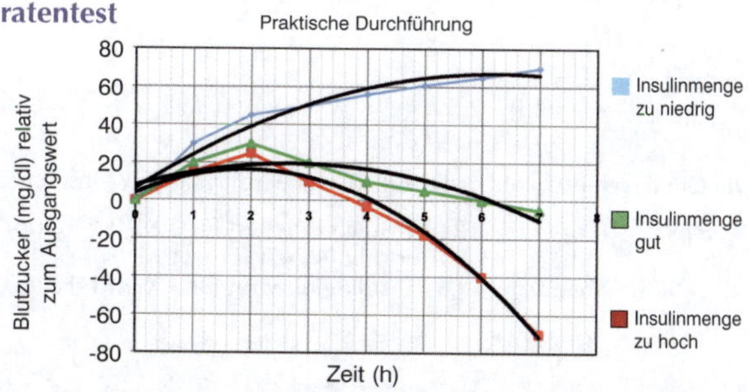

Bei Anpassung von Basalinsulin wird die Dosis um ca. 10-20 % (in der Regel 1-2 E-Schritte bei normaler Insulinsensitivität) erhöht oder verringert. Zum Austesten der Basalrate muss nicht 24 Stunden am Stück gefastet werden, sondern man kann den Test auch in Etappen durchführen (wenn die Bolusraten ok sind!).

Die Ergebnisse müssen dokumentiert werden (Arbeitsblatt) und anschließend mit dem Arzt und/oder dem/der Diabetesberater/in besprochen werden. Jeder Patient sollte die Wirkung seines Basalinsulins kennen, um Entgleisungen zu vermeiden.

Da der Insulinbedarf von der Tageszeit abhängig ist, muss der Test auch nachmittags und abends und zu Beginn der Therapie evtl. auch nachts durchgeführt werden. Es ist in der Regel bei langwirkenden Insulinen nicht ausreichend, den Test nur über wenige Stunden durchzuführen.

Bestimmung der KE-Faktoren

Um das Mahlzeiteninsulin zu bestimmen, benötigt man den individuellen, für jede Mahlzeit ermittelten KE-Faktor. Der KE-Faktor sagt aus, wieviel Insulin für eine KE zur jeweiligen Mahlzeit benötigt wird. Dabei geht man zunächst davon aus, dass alle Menschen eine ähnliche Insulinbedarfskurve haben (zirkadianer Insulinbedarf = unterschiedlicher Bedarf über den Tag). Morgens wird dabei am meisten Insulin benötigt, mittags am wenigsten, abends wieder etwas mehr, aber deutlich weniger als morgens. Nachts herrscht die höchste Sensitivität, doch spielt das für den Bolus keine Rolle, es sei denn, man isst noch nach Mitternacht.

Diese zirkadianer Rhythmik entspricht in etwa einem Verhältnis von 3 : 1 : 2. In der Praxis gelten als Richtwerte folgende KE-Faktoren.

morgens	1 KE = 1,5 – 4,0 E
mittags	1 KE = ~ 1,0 E
abends	1 KE = 1,0 – 2,5 E

Die Grafik veranschaulicht die zirkadianer Sensitivität (bzw. Insulinresistenz)

Beispiel:	**morgens**	**2**	**Insulineinheiten für 1 KE (KE-Faktor = 2)**
	mittags	**1**	**Insulineinheit für 1 KE (KE-Faktor = 1)**
	abends	**1,5**	**Insulineinheiten für 1 KE (KE-Faktor = 1,5)**

Frühstück:	3 KE Müsli ca. 60 g plus 1 KE Milch 250 ml = 4 KE 4 KE X 2 Insulineinheiten = 8 E Mahlzeiteninsulin
Mittag:	3 KE Kartoffel ca. 240 g plus 1 KE Apfel ca. 100 g = 4 KE 4 KE X 1 Insulineinheit = 4 E Mahlzeiteninsulin
Abendbrot:	3 KE Brot ca. 90 g plus 1 KE Milch 250 ml = 4 KE 4 KE X 1,5 Insulineinheiten = 6 E Mahlzeiteninsulin

Insulinsensitivität

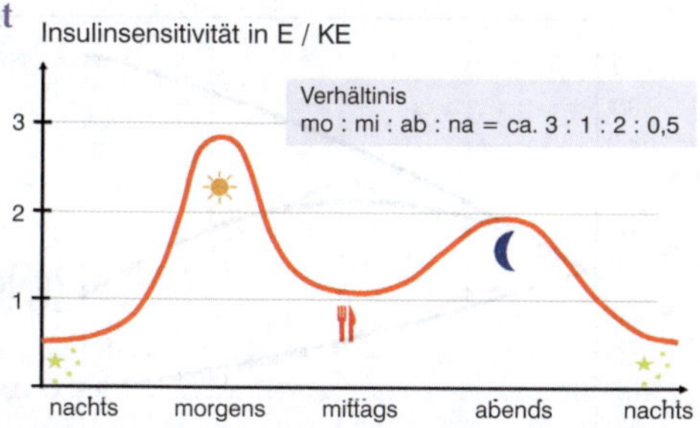

Abhängigkeit der Sensitivität von der Tageszeit: zirkadianer Rhythmus; muss für jeden Menschen individuell ermittelt werden.

Die Vorgabe der KE-Faktoren kann nur eine Näherung sein und muss für jeden Patienten ermittelt werden. Bei der Feinabstimmung der KE-Faktoren müssen ebenfalls wie beim Basalratentest verfälschende Einflüsse wie Erkrankung, Sport, Menstruation usw. ausgeschlossen werden.

Praktische Testung der KE-Faktoren

Der Nüchternblutzucker sollte nach dem Aufstehen im Normbereich sein: 60-140 mg/dl bzw. 3,3-7,8 mmol/l. Anschließend werden vor dem Frühstück pro KE 2 E Mahlzeiteninsulin gespritzt und der Blutzucker nach 2 Std. und 4 Std. gemessen und protokolliert. Hierbei ist es wichtig, dass beim Ermitteln des Insulinbedarfs mögliche Störfaktoren vermieden werden (z. B. Erkrankung, Sport, Menstruation, sehr hohe KE-Mengen etc.).

Beispiel: Wirkeintritt nach 15 min., Wirkmaximum nach 2 Stunden, Wirkdauer 4-6 Stunden.

KE Faktor = 2	7 Uhr	9 Uhr	11 Uhr	Bewertung Insulin
(1) BZ mg/dl	110	155	100	gut
(2) BZ mg/dl	110	170	210	zu niedrig
(3) BZ mg/dl	110	75	55	zu hoch
(1) BZ mmol/l	6,2	8,7	5,6	gut
(2) BZ mmol/l	6,2	9,4	11,7	zu niedrig
(3) BZ mmol/l	6,2	4,2	3,1	zu hoch

Bewertung: (1) gute Einstellung, da der BZ relativ konstant bleibt
(2) BZ steigt kontinuierlich, d. h. es ist zu wenig Insulin im Blut: KE-Faktor erhöhen um max. 0,5 E/KE
(3) BZ fällt kontinuierlich, d. h. es ist zu viel Insulin im Blut: KE-Faktor verringern um max. 0,5 E/KE

Praktische Durchführung (alle Hauptmahlzeiten)

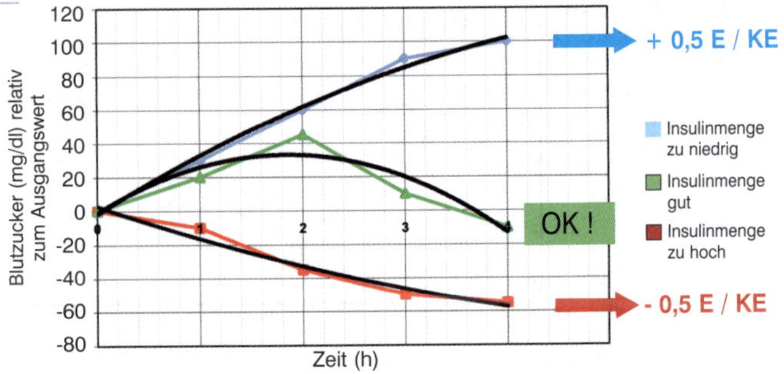

Da der Insulinbedarf von der Tageszeit abhängig ist, muss das Austesten auch mittags und abends wiederholt werden. Die praktische Anpassung erfolgt je nach Insulinempfindlichkeit in 1/4 oder 1/2 Einheiten. Ergeben sich in der Summe halbe Einheiten, wird immer aufgerundet.

Beispiel: 2,5 E/KE x 3 KE = 7,5 E; es werden 8 E gespritzt!

Bevor jedoch die Insulinmenge verändert wird, sollte man auch an den Spritz-Ess-Abstand denken. Einen Einfluss auf den KE-Faktor hat auch der Fett- und Eiweißgehalt der Nahrungsmittel. Konkret heißt das: Je mehr Fett und Eiweiß zu den KEs gegessen werden, um so höher ist der KE-Faktor.

Bestimmung der Korrekturfaktoren

Auch bei einer guten Stoffwechseleinstellung kann es zu Situationen kommen, in denen der Blutzucker nicht den angestrebten Wert erreicht, ohne dass direkt ersichtlich ist, welche Störfaktoren dazu beigetragen haben. Um diesen Wert in Richtung Zielblutzucker zu korrigieren, bedarf es der Korrekturfaktoren. Auch diese müssen individuell getestet werden.

Die Korrekturregel sagt aus, um wie viel mg/dl bzw. mmol/l der individuelle Blutzucker von einer Einheit Insulin gesenkt wird. Der Korrekturfaktor wird nur auf die Bolusrate, also das Mahlzeiteninsulin, nicht auf das Basalinsulin angewendet!

Als Faustregel gilt:

1 E senkt den Blutzucker um 40 mg/dl; 2,2 mmol/l

1 KE hebt den Blutzucker um 40 mg/dl; 2,2 mmol/l

bei normaler Insulinsensitivität.

Daraus ergeben sich abhängig vom Blutzucker folgende Insulinkorrekturdosen nach **40er-Regel:**

Der Korrekturfaktor ist von einigen Einflüssen abhängig, wie Körpergewicht, täglichem Insulinbedarf (TIB), Alter (Kind, Erwachsener) usw. Dadurch wird auch eine unterschiedliche Insulinempfindlichkeit erfasst. So kann bei Kleinkindern der Faktor bis zu 100 mg/dl (5,6 mmol/l), bei übergewichtigen Personen dagegen bei 20-30 mg/dl (1,1-1,7 mmol/l) liegen. Ebenso fließen auch hier die Schwankungen des circadianen Insulinbedarfs ein.

Korrekturtabelle bei „40er-Regel"

BZ-Werte		E-Korrektur
(mg/dl)	(mmol/l)	
< 40	< 2,2	– 2*
40 - 80	2,2 - 4,4	– 2*
80 - 120	4,4 - 6,7	± 0
120 - 160	6,7 - 8,9	+ 1
160 - 200	8,9 - 11,1	+ 2
200 - 240	11,1 - 13,3	+ 3
> 240	>13,9	+ 4

*sofort schnelle KH

Korrektur des Blutzuckers

Eine Blutzuckerkorrektur soll immer erst dann erfolgen, wenn die letzte Mahlzeiteninsulingabe nicht mehr wirkt, d. h. Korrekturen werden frühestens nach ca. 4 Std. (bei Analoga nach 2-3 Std.) durchgeführt. Da der Insulinbedarf von der Tageszeit abhängig ist, kann der Korrekturfaktor morgens, mittags und abends unterschiedlich sein.

Testung der individuellen Korrekturfaktoren

Bei einem erhöhten Blutzucker wird 1 Einheit gespritzt, ohne etwas zu essen und anschließend nach 2 und 4 Stunden Blutzucker gemessen und protokolliert. Der Korrekturfaktor ergibt sich aus dem Unterschied vom Ausgangswert zum 4 Stunden Wert.

1. Beispiel einer Basis-Bolus-Einstellung mit 2x NPH-Insulin (7 Uhr und 22 Uhr) und Normalinsulin zu den Mahlzeiten

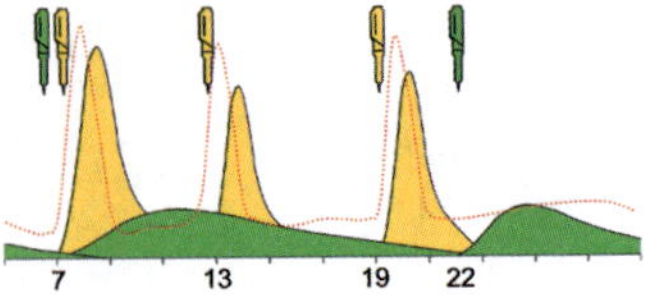

Basis-Bolus mit 2x NPH-Insulin

Therapievorschlag bei einem 70 kg schweren Patienten:

Basalinsulin:
Wie man am Beispiel sieht, wird zweimal Basalinsulin verabreicht; z. B. Insuman® Basal oder Protaphane® 16 I.E. um 7 Uhr, 16 I.E. um 22 Uhr.

Als **Bolusinsulin** zu den Mahlzeiten wird Normalinsulin (z. B. Insuman® Rapid) verwendet (Wirkdauer von 4-6 h, im Beispiel eingezeichnet).

Der KE-Faktor wird festgelegt:		
z. B. morgens	mittags	abends
2	1	1,5

Wie viel Normalinsulin (als Bolus) wird zum Frühstück gespritzt, wenn bei einem BZ von 150 mg/dl (8,3 mmol/l) 5 KE am Morgen gegessen werden?

Dosisberechnung:							
Dosis =	KE	x	KE-Faktor	+	Korrektur		
Dosis =	5	x	2	+	1	=	11 Einheiten Insulin

Durch die relativ lange Wirkdauer des Normalinsulins und dem Wirkmaximum nach 2 Std. kann es erforderlich sein, dass der Patient Zwischenmahlzeiten einnehmen muss (Problem: Gewichtszunahme).

2. Beispiel einer Basis-Bolus-Einstellung mit einer einmaligen Injektion eines langwirksamen Insulinanalogons sowie eines kurzwirksamen Insulinanalagons zu den Mahlzeiten

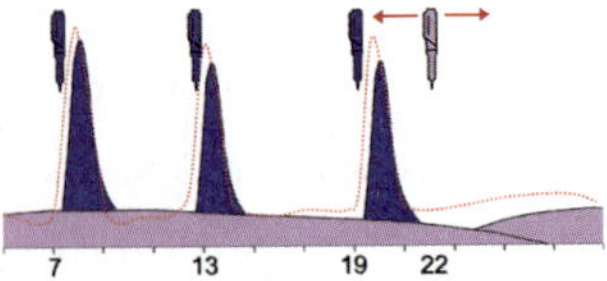

Therapievorschlag bei 70 kg schwerem Patienten:

Basalinsulin: z. B. 24 E Lantus® (ohne Wirkmaximum) zu einem vom Patienten gewählten Zeitpunkt (z.B. 19:00 Uhr). Bei Patienten, die auf die Hilfe von Sozialdiensten angewiesen sind, sollte an eine günstige Tageszeit gedacht werden.

Als **Bolusinsulin** zu den Mahlzeiten wird ein kurzwirksames Analoginsulin (z. B. Apidra®, NovoRapid® oder Humalog®) verwendet. (Wirkdauer von 2-3 Stunden bei üblichen Dosierungen).

Der KE-Faktor wird festgelegt:		
z. B. morgens	mittags	abends
6	2	4

Wie viel wird zum Frühstück gespritzt, wenn bei einem BZ von 150 mg/dl (8,3 mmol/l) 5 KE am Morgen gegessen werden?

Dosisberechnung KE:								
Dosis =	KE	x	KE-Faktor	+	Korrektur			
Dosis =	5	x	6	+	1	= 31 Einheiten Insulin		

Anmerkungen:
Die Praxis zeigt allerdings, dass das langwirkende Insulinanalogon Glargin bei kleinen Insulindosen (< 10 E) nicht immer 24 Std. wirkt. In seltenen Fällen muss es dann zweimal gespritzt werden. Da die Wirkung nach 3-4 Std. eintritt, ist es manchmal sinnvoll, den Injektionszeitpunkt zu verändern. Durch die kurze Wirkung der schnellen Insulinanaloga muss jede kohlenhydrathaltige Zwischenmahlzeit erneut berechnet und mit Insulin abgedeckt werden.

CGM, kontinuierliche Glukosemessung zur Fehlerfindung und Therapieüberwachung

Bis vor kurzem waren die Aufzeichnungen der Glukosewerte aus Blutzuckerbestimmungen und die gemessenen HbA1c-Messungen der einzige Weg, die Diabeteseinstellung zu kontrollieren. Die kontinuierliche Glukosemessung liefert zusätzliche Informationen, ersetzt dabei nicht die Blutzuckermessung, sondern ergänzt diese. Das CGM-System liefert retrospektive Daten über 3-7 Tage. Mit bis zu 300 Blutzuckerwerten pro Tag (Messbereich zwischen 40 und 400 mg/dl bzw. 2,2-22,2 mmol/l), kann das System detaillierte Informationen über den Glukoseverlauf aufzeigen.

Mit Hilfe eines Sensors wird die Glukosekonzentration direkt in der Gewebsflüssigkeit gemessen. Die Sensornadel wird unter die Haut gelegt. Sie misst kontinuierlich die Änderungen des Blutzuckers mit geringer zeitlicher Verzögerung. Der Monitor empfängt kontinuierlich ein Messsignal, speichert aber nur alle 5 Minuten einen Mittelwert ab. Die so gewonnenen Daten können periodisch in den Computer eingelesen, graphisch dargestellt und evaluiert werden.

Indikation für die CGM-Messung:

- Beurteilung einer bestehenden Therapie
- Nachweiss erhöhter pp-Anstiege oder unentdeckter Hypoglykämien
- Zur Klärung, warum Zielbereiche nicht erreicht werden
- Ermittlung des Einflusses von verschiedenen Speisen auf den Blutzuckerverlauf
- Beurteilung von Kinetiken (Medikamente, körperliche Aktivität)
- Motivation stärken

Mittlerweile stehen Systeme zur kontinuierlichen Glukosemessung zur Verfügung, über die direkt der aktuelle Blutzuckerwert, für den Patienten ersichtlich, abgebildet werden kann. Vibrationsalarme können zusätzlich vor einer möglichen Unter- oder Überzuckerung warnen. Folgende Systeme werden angeboten: DexCom™Seven®Plus (DexCom/Nintamed), iPro™2 (Medtronic), Guardian®Real-Time (Medtronic), Paradigm®Veo (Medtronic), FreeStyle Navigator® (Abbott), GlucoDay® (A. Menarini Diagnostics).

Beispiel für eine CGM-Messung im Vergleich zu den punktuellen Messwerten des Patienten:

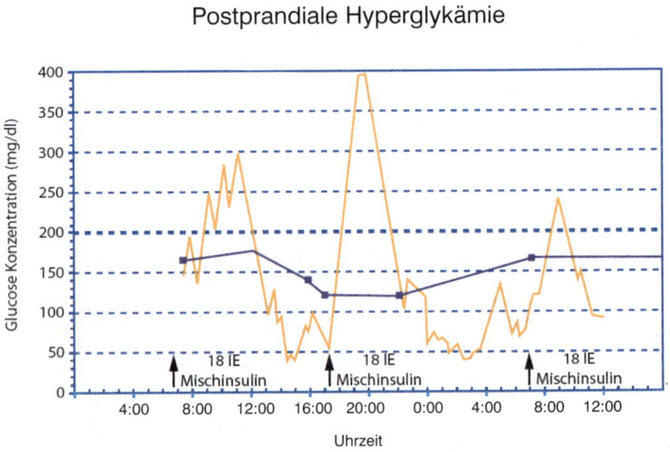

Injektionssysteme für Insuline

Da Insulin als Peptidhormon ins Unterhautfettgewebe gespritzt werden muss, hat man in den letzten 30 Jahren vereinfachte, wiederverwendbare Injektionssysteme (Pens) entwickelt, die die Prozedur des Insulinaufziehens in eine nach Insulineinheiten genormte Spritze – für U40 = 40 Einheiten pro Milliliter bzw. U100 = 100 Einheiten Insulin pro Milliliter – ersparen. Penpatronen-Insuline werden generell als U100-Insuline angeboten.

Einmalspritzen (U40 / U100) werden heute von Patienten nur noch selten eingesetzt, doch ist das Erlernen der dazu notwendigen Fertigkeiten für den Notfall vor allem bei jüngeren Patienten von Vorteil.

Nadelfreie Injektionssysteme, die das Insulin durch eine extrem feine Düse mit hohem Druck unter die Haut pressen (Druckinjektoren), ähnlich wie bei Impfpistolen, haben sich bisher kaum auf dem Markt etablieren können. In der Regel haben Druckinjektoren ein hohes Gewicht, sind in der Handhabung wegen der Befüllung mit Insulin, dem Spannvorgang (Druckaufbau) und der Reinigung aufwendiger zu bedienen. Es kann nicht ausgeschlossen werden, dass sich durch die Verteilung mit hohem Druck im Unterhautfettgewebe Veränderungen im Wirkablauf der Insuline ergeben.

Der Verband der Diabetes-Beratungs- und Schulungsberufe in Deutschland e.V. (VDBD) hat zum Thema „Die Injektion bei Diabetes mellitus" einen Leitfaden herausgegeben, der von der Verbandshomepage (www.vdbd.de) unter dem Menüpunkt „Projekte" heruntergeladen werden kann.

Das Insulin wird heute in der Regel in Patronen mit 3 ml Inhalt einer U100-Zubereitung verwendet, also 300 Einheiten Insulin pro Patrone. In Verbindung mit einem wiederverwendbaren Pen wird die Patrone wie bei einem Patronenfüller einfach eingesetzt bzw. ausgetauscht. Alternativ gibt es sogenannte Fertigpens, bei denen die Patrone fest in den aus Kunststoff gefertigten Pen integriert ist. Nach Verbrauch des Insulins werden diese Pensysteme mit dem Hausmüll entsorgt.

In modernen Insulinzubereitungen ist 1 Insulineinheit = 1 E heute definiert als wirkungsgleich mit 1 internationalen Einheit = I.E., die 0,04167 mg hochgereinigtem Humaninsulin entspricht und im Tierversuch unter standardisierten Bedingungen bei einem 2 kg schweren Kaninchen, das 24 Stunden gefastet hat, eine Senkung des Blutzuckerspiegels von 120 mg/dl bzw. 6,7 mmol/l auf 40 mg/dl bzw. 2,2 mmol/l hervorruft.

1 mg reines, kristallisiertes Insulin hat eine Aktivität von 28 I.E. Für biosynthetisch hergestellte Analoginsuline ist die Bezeichnung einfach Einheit = E, da für diese das Bioäquivalenzprinzip gilt, sie also die gleiche Blutzuckersenkung aufweisen müssen, die eingesetzte Menge in mg aber je nach molekularem Aufbau und biologischer Wirkung unterschiedlich sein kann.

Darüber hinaus gibt es moderne Insulinpumpensysteme, die programmgesteuert Insulin über einen Katheter in das Unterhautfettgewebe oder andere Regionen des Körpers abgeben (Intraperitonalkatheter, implantierte Pumpe). In der Regel werden dafür die sehr schnell anflutenden Analoginsuline Insulin aspart, Insulin glulisin oder Insulin lispro eingesetzt. Der Einsatz dieser Systeme erfolgt grundsätzlich nur in entsprechend befähigten Zentren und bei gut geschulten ICT-Patienten mit definierten Voraussetzungen. Anträge bei den Krankenkassen sind die Regel für diese kostenintensive Therapieform erforderlich.

Ziel ist die Entwicklung eines Pumpensystems, dass in einem Closed-Loop-System durch permanente Messung des Blutzuckers computergesteuert das Insulin dosiert. Die Entwicklung der kontinuierlichen BZ-Messung hat dieser Methodik neue Impulse gegeben.

Eine besondere Form der schnellen Insulinanflutung ist mit dem sogenannten Insupad® möglich: Insupad® ist eine spezielle Entwicklung zur schnelleren Resorption des Insulins aus dem Unterhautfettgewebe, die den Effekt der erhöhten Mikrozirkulation durch Temperaturerhöhung der Haut nutzt. Mit einem standardisierten Erwärmungsprogramm wird begrenzt lokal dieser Effekt erreicht, der wegen der rascheren Verfügbarkeit des Insulins an den Wirkorten, zu einer deutlichen Verbesserung postprandialer BZ-Werte gegenüber der prandialen Therapie ohne Erwärmung führt. Umgekehrt kann bei schnellen Analoginsulinen die Dosis um bis zu 1/5 gesenkt werden, wenn vergleichbare BZ-Werte erzielt werden sollen. Selbst bei postprandialer Injektion werden geringere BZ-Spitzenwerte beobachtet.

Die folgenden Übersichten zeigen die aktuell verfügbaren Pen-Systeme, speziellen Applikationssysteme (siehe nächste Seite 75) und Pumpen (siehe Seite 82), geordnet nach Herstellern, auf. Auf Details soll an dieser Stelle nicht eingegangen werden, da auch hier die individuelle Entscheidung aufgrund von Therapieform und Insulin sowie der Fertigkeiten des Patienten gefällt werden muss.

Injektionssysteme für Insuline

Hersteller	wiederverwendbarer Pen	Fertigpen
B. Braun Melsungen	Omnican® Pen 31 und 32	
	Omnifill® Pen	
BERLIN-CHEMIE AG	BerliPen® 301 / 302	KwikPen®
	BerliPen® aero 2	
	BerliPen® aero junior	
	BerliPen® Precision	
Lilly Deutschland GmbH	HumaPen® Luxura	KwikPen®
	HumaPen® Luxura HD	
	HumaPen® Memoir	
	HumaPen® Savvio	
Novo Nordisk Pharma GmbH	NovoPen® 3	FlexPen®
	NovoPen® 4	InnoLet®
	NovoPen® Echo	
	NovoPen® Junior	
Owen Mumford GmbH	Autoject® 2	
	Autopen® 24 für Sanofi-Insuline	
	Autopen® Classic für Lilly und Berlin-Chemie Insuline	
	Autopen® Cristall 3/1 und 3/2	
	Autopen® Junior 3/1 und 3/2	
Pendiq GmbH	Pendiq® Insulinpen	
Sanofi-Aventis Deutschland GmbH	ClikStar®	SoloStar®
	TactiPen®	
	JuniorStar®	
Ypsomed GmbH	Ypsopen®	

Spezielle Anwendungssysteme für Insulin

Hersteller/Anbieter	System (Funktion)	Anwendung
InsuLine Medical GmbH	InsuPad® (lokale Hauterwärung)	In Verbindung mit einem Pen/FertigPen
Mika Medical	Comfort-in™ (nadelfreier Druckinjektor)	
Injex Pharma AG	Injex® (nadelfreier Druckinjektor)	Alle Insuline ab 5 IE

Substitution des basalen Insulinbedarfs

Wirkbeginn, Wirkmaximum und Wirkdauer für praxisnahe Insulindosen siehe unten stehende Tabelle.

1. NPH-Verzögerungsinsuline (z. B. Insuman® Basal, Protaphane®, Berlinsulin Basal®) Suspensionsinsuline, die vor Injektion gut vermischt werden müssen.

Insuman Basal®	(Sanofi)	TactiPen®, ClikStar®, JuniorStar®, SoloStar®
Protaphane®	(NovoNordisk)	NovoPen® 4, Junior, Echo; FlexPen®, InnoLet®
Berlinsulin® H Basal®	(Berlin-Chemie)	BerliPen®, areo, 301, 302
Huminsulin® Basal	(Lilly)	HumaPen® Luxura, Luxura HD, Memoir, KwikPen™

Ein Typ-1-Diabetiker spritzt aufgrund des Wirkprofils mindestens zweimal das NPH-Insulin z. B. 7.00 und 22.00 Uhr.

2. Längerwirkendes Insulinanalogon Detemir (Levemir®)
Ein weiteres Basalinsulin ist das Insulin detemir. Das Verzögerungsprinzip des klaren Insulins beruht auf einer dynamischen Albuminbindung im Gewebe und im Plasma und soll dadurch zu stabileren Blutzuckerspiegeln führen. Oftmals zeigt sich ein erhöhter Insulinbedarf. Dieses Verzögerungsinsulin hat ein etwas flacheres Wirkprofil als NPH-Insulin. Daher ist das Hypoglykämierisiko, wenn höhere Insulindosen gebraucht werden, geringer (siehe Seite 58).

Levemir®	(NovoNordisk)	NovoPen® 4, Junior, Echo; FlexPen®, InnoLet®

3. Langwirkendes Analoginsulin Glargin (Lantus®)
Lantus® kann zu einem beliebigen Tageszeitpunkt einmal täglich gespritzt werden, dann aber immer zu dieser Zeit. Ein Wirkmaximum ist nicht erkennbar; Lantus® hat eine relativ gleichmäßige Wirkung über den Tag und ist eine klare Insulinlösung.

Lantus®	(Sanofi)	TactiPen®, ClikStar®, JuniorStar®, SoloStar®

In sehr seltenen Fällen kann es notwendig sein Insulin glargin 2x zu injizieren. Gründe dafür sind: kleine Insulindosen (< 10 E), Dawn-Phänomen oder möglicherweise eine ausgeprägte hepatische Insulinresistenz.

Das Verzögerungsprinzip von Lantus® beruht auf der Präzipitation im Unterhautfettgewebe (pH-Wertänderung der schwach sauren Lösung) und Ausfällung als gelartige Struktur.
Aus dem Präzipitat erfolgt eine relativ gleichmäßige Freisetzung über 24-32 Stunden. Es gibt kein Wirkmaximum; bei wiederholter Gabe wird nach ca. 3 Tagen ein Steady State erreicht ohne zu kummulieren. Durch enzymatischen Abbau (Des-31, 32-diArg) wird der Metabolit M1 gebildet (> 90 %, der die wirksame Komponente darstellt und Humaninsulin vergleichbare Rezeptorwirkungen hat (siehe S. 55).

Substitution des prandialen Insulinbedarfs

1. Normalinsuline (z. B. Actrapid®, Insuman® Rapid, Berlinsulin H Normal®) = unverzögerte Humaninsuline, klare Lösungen

Insuman® Rapid	(Sanofi)	TactiPen®, ClikStar®, JuniorStar® SoloStar®,
Actrapid®	(NovoNordisk)	NovoPen® 4, Junior, Echo; FlexPen®, InnoLet®
Berlinsulin® H Normal	(Berlin-Chemie)	BerliPen®, areo, 301, 302
Huminsulin® Normal	(Lilly)	HumaPen® Luxura, Luxura HD, Memoir, KwikPen™

Durch das Wirkprofil ist oft eine Zwischenmahlzeit erforderlich.
Eine hohe Dosis Normalinsulin wirkt stärker und länger.

2. Kurzwirkende Insulinanaloga (Insulin glulisin = Apidra®, Insulin lispro = Humalog®, Insulin aspart = NovoRapid®)

Apidra®	(Sanofi)	TactiPen®, ClikStar®, JuniorStar® SoloStar®
NovoRapid®	(NovoNordisk)	NovoPen® 4, Junior, Echo; FlexPen®, InnoLet®
Humalog®	(Lilly)	HumaPen®, Luxura, Luxura HD, Memoir, KwikPen™
Liprolog®	(Berlin-Chemie)	BerliPen®, areo, 301, 302, Liprolog® KwikPen™

Zwischenmahlzeiten sind nicht abgedeckt, bzw. nicht erforderlich.

Pharmakologische Daten der unterschiedlichen Insuline bei praxisnahen Dosierungen

Insulinprärarat	Wirkeintritt	Wirkmaximum [h]	Wirkdauer[h]
Kurzwirksame Insuline			
Humaninsulin	30 - 60 min	2 – 4	6 – 8
Insulin lispro	5 - 20 min	1 – 1,5	2 – 4
Insulin aspart	5 - 20 min	1 – 1,5	2 – 4
Insulin glulisin	5 - 20 min	1 – 1,5	2 – 4
Intermediär-Insuline			
NPH-Insulin	1 - 3 h	5 – 7	13 – 16
Langwirksame Insuline			
Insulin detemir	1 h	3 – 14	bis 24
Insulin glargin	1 – 2 h	kein Peak	24
Mischinsuline			
Humaninsulin 25/75	15 – 60 min	2 – 8	9 - 18
Lispro Mix 25/75	20 min	1 – 4	16
Aspart Mix 30/70	20 min	1 – 4	16

INSULINPUMPENTHERAPIE

Indikationen

- Ausgeprägtes Dawn-Phänomen
- Häufige Hypoglykämien
- Verminderte Hypoglykämie-Wahrnehmungsschwelle
- Typ-1-Diabetiker mit sehr hoher Insulinempfindlichkeit und sehr geringem Insulinbedarf (oft bei Kindern)
- Typ-1-Diabetiker mit stark wechselndem Basalinsulinbedarf, wie z. B. Hochleistungssportler oder Wechselschichtarbeiter
- Schwangere Diabetikerinnen mit nicht optimal eingestelltem Diabetes
- Wunsch des Patienten nach flexiblerer Stoffwechselführung

Überwiegender Einsatz bei Typ-1-Diabetikern, jedoch grundsätzlich bei allen Diabetikern mit Insulinmangel möglich.

Die Insulinpumpentherapie ist mit nunmehr 25 Jahren Erfahrung keine Außenseitertherapie oder Reservetherapie, sondern eine etablierte Standardtherapiemethode, die nachweislich zu einer besseren Diabetestherapie und zu einer positiven Beeinflussung der diabetesbedingten Spätfolgen und somit zu einer verbesserten Lebensqualität führt.

Therapiealgorithmen:

Basalrate ca. 50 % des Gesamtinsulinbedarfs, wobei ein Gipfel in den frühen Morgenstunden zwischen 4 und 7 Uhr sowie in den Abendstunden zwischen 16 und 19 Uhr vorgegeben sind, mit einem mittleren Tiefpunkt um die Mittagszeit zwischen 11 und 14 Uhr sowie einem absoluten Tiefpunkt zwischen 0 und 4 Uhr.

Stündliche Verteilung der Basalrate in der Regel zwischen 0,5 und 1,2 Einheiten pro Stunde, in den Morgenstunden bis zu 3,5 Einheiten pro Stunde, in den Abendstunden bis zu 2,5 Einheiten pro Stunde. Individuelle Abweichungen sind möglich.

Typisches Basalratenprofil bei einer Insulinpumpe

Der Gesamtinsulinbedarf ist unter Insulinpumpentherapie wegen der genaueren bedarfsadaptierten Gabe um ca. 20 % niedriger als bei der ICT.

Basalratenprofil und physiologischer Insulinbedarf

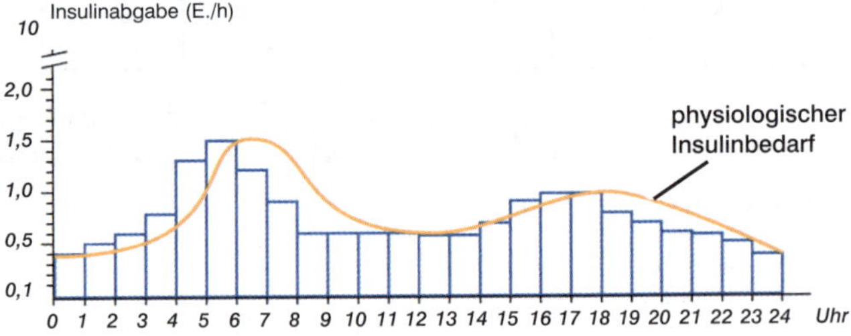

Formel zur Ermittlung der Basalrate:

Gesamtinsulinbedarf der ICT -20 % : 2 = Gesamtbasalrate zu Beginn der Einstellung. Verteilung des 24-Stunden-Profils gemäß Schema nach Renner.

Die Bolusdosierung ist bei der Pumpe dieselbe wie bei der ICT. KE-Faktoren, Korrekturfaktoren und Anpassungsregeln an körperliche Aktivität bleiben nach wie vor bestehen und erfahren keine Änderung. Der Unterschied der Insulinpumpentherapie zur ICT besteht lediglich in der unterschiedlichen Substitution des basalen Insulinbedarfs.

CAVE: Die Insulinpumpeneinstellung ist nur in ausgewiesenen Insulinpumpenzentren mit ausreichender Erfahrung im Management der Pumpentherapie und der Möglichkeit der ambulanten Weiterbetreuung sinnvoll. Die Einstellung ist prinzipiell sowohl stationär als auch ambulant möglich, wenn entsprechende Strukturen vorhanden sind.

Besonderheiten bei stationären Patienten mit Insulinpumpe

- Basale Insulinsubstitution mit der eingestellten Basalrate kann bei stationären Patienten weitergeführt werden.
- Der Bolus-Insulinbedarf zu den Mahlzeiten oder zur Korrektur erhöhter Werte kann, sofern der Patient selbst dazu in der Lage ist, über die Pumpe abgerufen werden oder extern durch Krankenpflegepersonal subkutan gespritzt werden.
- Bei kurzen operativen Eingriffen kann die Pumpe zur Substitution des basalen Insulinbedarfs weiter laufen.
- Bei größeren Eingriffen, die mit einer verlängerten Narkosedauer und einer verminderten Hautdurchblutung verbunden sind, kommt es einerseits zu einer reduzierten Insulinaufnahme aus dem subkutanen Fettgewebe, zum anderen zu einem deutlich erhöhten Insulinbedarf aufgrund der Streßsituation, so dass die Insulinpumpe abgelegt werden sollte. Substitution nach gewohntem Basis-Bolus-Schema. Errechnung der Basalrate siehe unten.

Errechnung der Basalrate bei Umstieg von Pumpentherapie auf ICT

Die bisher benötigte Dosierung an Insulin für die Basalrate in 24 Std. + 20 % verteilt auf 3 NPH-Insulin-Injektionen morgens, mittags und abends.

CAVE: Kein Ersatz der Basalrate durch Insulin glargin oder Insulin detemir, wenn die Patienten mit Insulinpumpe ein ausgeprägtes Dawn-Phänomen haben und hiermit keine Einstellung möglich ist.

Bei diabetologischen Notfallsituationen wie Ketoazidose oder hypoglykämischer Schock immer Insulinpumpe einschließlich Katheternadel entfernen, um mögliche technische Probleme sicher auszuschließen. Alternativ vorübergehend ICT-Therapie.

Überblick zu den Pumpensystemen

Die folgende Tabelle (siehe nächste Seite 82) gibt einen Überblick zu den aktuell verwendeten Pumpensystemen. Der Einsatz unterliegt der jeweiligen Beratung des Patienten welches System für seine individuelle Therapie am besten geeignet ist.

Neben der klassischen oder konventionellen Insulinpumpe mit Schlauchverbindung zur Kanüle gibt es mittlerweile sogenannte „Patch-Pumpen“, ein schlauchloses System. Sie bestehen aus 2 Teilen, der wechselbaren Patch-Pumpe oder POD, die direkt auf die Haut geklebt wird und aus Insulinreservoir, Kanüle mit automatischer Einführhilfe und dem miniaturisierten Pumpsystem mit Batterien. Zur Steuerung gibt es ein unabhängiges Datenmanagement-Gerät (PDM) im Handyformat.

Moderne Pumpen können mit einem geeigneten Blutzuckermesssystem per Bluetooth kommunizieren. So ist eine Bolusberechnung und eine Fernbedienung der Pumpe möglich. Darüber hinaus werden alle wichtigen Daten gespeichert und über ein integriertes elektronisches Tagebuch gewinnt man einen Überblick des Therapieverlaufs.

Auf dem Weg zum „Closed-Loop"-System sind Insulinpumpen, die auch eine Kopplung mit einem kontinuierlichen Glukose-Meßsystem (CGM) ermöglichen.

Übersicht Insulinpumpen

Hersteller	Insulinpumpenmodell	Besonderheiten
Roche Diagnostics GmbH	Accu-Chek® D-TRON®plus *)	
Roche Diagnostics GmbH	Accu-Chek® Spirit Combo	Kopplung mit BZ-Messung
Animas Corporation	Animas® IR 2020® *)	
Animas Corporation	Animas® Vibe™	CGM mit Dexcom®
Smiths Medical	Cozmo™	Integrierter Bolusrechner
SOOIL/IME-DC GmbH	DANA Diabecare® IIS	
SOOIL/IME-DC GmbH	DANA Diabecare® IISG	
SOOIL/IME-DC GmbH	DANA Diabecare® R	Kopplung mit BZ-Messung
Roche Diagnostics GmbH	H-TRON®plus V100 *)	
Ypsomed GmbH	mylife™ OmniPod®	Patch-Pumpe
Medtronic GmbH Geschäftsbereich Diabetes	Paradigm® Veo™ 554	Kopplung mit BZ-Messung; CGM mit Minilink REAL-Time
Medtronic GmbH Geschäftsbereich Diabetes	Paradigm® Veo™ 754	Kopplung mit BZ-Messung; CGM mit Minilink REAL-Time

*) Ältere Modelle

Ketoazidose unter Insulinpumpentherapie

Bei erhöhtem BZ, 2- oder 3-fach positivem Azeton verbunden mit Übelkeit, Erbrechen oder Bauchschmerzen liegt eine Ketoazidose vor, die sofort therapiert werden muss. Die Insulinpumpentherapie muss sofort beendet, die Nadel sollte vollständig entfernt werden.
Wegen der abnehmenden Insulinempfindlichkeit durch die Übersäuerung des Körpers besteht ein großer Bedarf an schnellwirkendem Insulin (Normal- oder kurzwirkendes Analoginsulin).

Als Startdosis sollte 20 % des Gesamttagesinsulinbedarfs (basales und prandiales Insulin) mit einer Insulinspritze verabreicht werden, bis der BZ deutlich mehr als 50 mg/dl (2,8 mmol/l) fällt. Ist nach 2 Stunden noch kein BZ-Abfall eingetreten, muss die Startdosis wiederholt werden (siehe Schema Seite 84).

Es muss sehr viel Flüssigkeit getrunken werden (Tee, Mineralwasser). Falls eine ausreichende Flüssigkeitsaufnahme aufgrund des rezidivierenden Erbrechens nicht möglich ist, ist eine sofortige Klinikeinweisung und intensivmedizinische Überwachung unumgänglich.

Jede körperliche Aktivität ist verboten, da die Übersäuerung des Körpers zunehmen würde. In dieser Phase sollte keine Nahrungsaufnahme erfolgen.

Übersichtsschema für die Vorgehensweise bei einer Ketoazidose

BZ > 240 mg/dl; 13,3 mmol/l, Symptome: Übelkeit, Bauchschmerzen, Erbrechen

↓

Azeton testen → Azeton - bis + → BZ-Korrektur wie üblich (4 h nach letzter Gabe)

↓

Azeton ++ bis +++ → **Arzt verständigen**

Tagesinsulinbedarf:	
1. Summe Basisinsulin	= E _____
2. Summe Bolusinsulin	= E _____
Tagesmenge (1 + 2)	= E _____
10 %	= E _____
20 %	= E _____

↓

Hilfe holen /
Einschlafen des Patienten vermeiden

↓

Sofort 20 % des Tagesinsulinbedarfs als kurzwirksames Insulin spritzen.
Viel Wasser trinken, frühzeitiger wieder messen

↓

Wenn nach 2 Stunden BZ weiter über 240 mg/dl; 13,3 mmol/l/ und
Azeton ++ bis +++

↓

Nochmals 20 % des Tagesinsulinbedarfs als kurzwirksames Insulin spritzen
Viel Wasser trinken, frühzeitiger wieder messen

↓

Wenn nach weiteren 2 Stunden unter 240 mg/dl; 13,3 mmol/l, Azeton
++ bis +++
Nochmals 10 % des Tagesinsulinbedarfs als kurzwirksames Insulin spritzen
Viel Wasser trinken, nach 2 h BZ messen

↓

BZ unter 180 mg/dl; 10,0 mmol/l/, Azeton 0 bis +
Kein Insulin mehr spritzen, viel Wasser trinken
2 KE (z. B. Banane), da BZ weiter sinkt: Hyporisiko

Entwarnung kann erst mehrere Stunden nach einer schweren Entgleisung gegeben werden. Bei negativem Azeton und einem BZ unter 200 mg/dl (11,1 mmol/l) sollte eine kleine Mahlzeit eingenommen werden. Die relative Insulinunempfindlichkeit kann noch über 12 Stunden nach einer Ketoazidose anhalten. Daher müssen evtl. KE-Faktoren und die Korrekturregeln verschärft werden.

Alle drei bis vier Stunden sollte Normalinsulin (bzw. zwei- bis dreistündlich kurzwirkendes Analoginsulin) nach der Korrekturregel gespritzt werden bis die Entgleisung endgültig überwunden ist und die ursprüngliche Insulinempfindlichkeit wieder besteht.

EINSTELLUNGSPROBLEME

Tipps für die Diabeteseinstellung

- Hohe Temperatur (Sauna) und Massage der Injektionsstelle beschleunigen die Insulinresorption.
- Körperliche Aktivität verstärkt die Insulinwirkung (zusätzliche "Sport-KEs" bei unvorhergesehener Belastung für 1/2 Stunde Muskelarbeit 1-2 KE zusätzlich.
- Auch nach Bewegung und Sport ist die Insulinwirkung noch verstärkt (Ursache nächtlicher Hypoglykämien).
- Länger dauernde Sportaktivitäten können Insulinreduktion um 30-50 % erforderlich machen (z. B. ganztägige Fahrradtouren oder Wanderungen).
- Zyklusabhängig sind Blutzuckerschwankungen möglich:
  1. Zyklushälfte niedrigerer Insulinbedarf, 2. Zyklushälfte höherer Insulinbedarf.
- Alkohol kann durch Hemmung der Glukoneogenese in der Leber Hypoglykämien verursachen.
- Gastroparese: Verlangsamte Freisetzung der Kohlenhydrate und dadurch Hypoglykämie.

Tipps bei Änderung der Diabeteseinstellung

- Nur einen Parameter verändern (Insulin oder Diät oder Bewegung).
- Nur in kleinen Schritten ändern (1-2 E, 1-2 KE).
- Nach jeder Änderung mehrere Profile abwarten, Tendenzen erkennen.
- Nicht auf jede Entgleisung sofort reagieren.
- KE vorausschauend mit Insulin abdecken, Blutzucker nicht rückwirkend herunter korrigieren.

Tipp bei Insulinresistenz
Zur Verbesserung der Insulinsensitivität haben sich Reis- bzw. Hafer-Obst-Tage bewährt.

Folgende Vorgehensweise:

Reis- (Hafer- oder Bulgur-) Obst-Tag (15 KE)	
1. Frühstück	2 KE Reis (30 g roh; 100 g gekocht); alternativ 2 KE Haferflocken (40 g) oder 2 KE Bulgur (35 g roh) 1 KE Obst Wasser, evtl. Süßstoff
2. Frühstück	2 KE Obst
Mittagessen	3 KE Reis (45 g roh; 150 g gekocht); alternativ 3 KE Haferflocken (60 g) oder 3 KE Bulgur (50 g roh) 300 g Gemüse je nach Jahreszeit Gewürze (kein Salz, Fondor, Brühe) Kräuter
Nachmittag	2 KE Obst
Abendessen	3 KE Reis (45 g roh; 150 g gekocht); alternativ 3 KE Haferflocken (60 g) oder 3 KE Bulgur (50 g roh) 300 g Gemüse je nach Jahreszeit Gewürze (kein Salz, Fondor, Brühe) Kräuter
Spätmahlzeit	2 KE Obst
Getränke	Tee, Mineralwasser, Kaffee (Keine Milch, Buttermilch, keine Säfte)

An diesem Tag kein Fett, kein Salz oder salzhaltige Gewürzmischungen verwenden!

Blutzuckerniveaus in Abhängigkeit von der Tageszeit

Zeitpunkt	Blutzucker zu hoch	Blutzucker zu niedrig
Frühmorgens nüchtern	abends Insulindosis zu gering, Injektionsszeitpunkt zu früh, Spätmahlzeit zu reichlich, nächtliche Hypoglykämien (Somogyi-Effekt) durch 3-Uhr-Blutzucker ausschließen.	Verzögerungsinsulin am Abend zu hoch, Spätzmahlzeit zu gering, Alkoholgenuss
Morgendlicher postprandialer Blutzucker zu hoch	Spritz-Ess-Abstand zu kurz, zu viel KE für die gespritzen Insulineinheiten, KE-Zusammensetzung ungünstig (leicht resorbierbare Kohlenhydrate), zu viel Flüssigkeit mit der Nahrung (dadurch bedingt erhöhte Resorptionsgeschwindigkeit)	Frühstück zu gering, Alkoholgenuss, Insulin am Morgen zu hoch dosiert
Am Nachmittag	Mittags- oder Nachmittagsmahlzeit zu reichlich, morgendliches Verzögerungsinsulin zu gering, Normalinsulin zum Mittag zu gering	Basalrate zu hoch, Normalinsulin am Mittag zu hoch, Mittags- und/oder Nachmittagsmahlzeit zu gering
Vor dem Schlafengehen	Abendbrot zu reichlich, Zusammensetzung zu ungünstig, Normalinsulin zum Abendbrot zu gering, Spritz-Ess-Abstand zu kurz	Abendessen zu wenig, Normalinsulin zu viel
Nachts	Spätmahlzeit zu reichlich, Basalrate zu gering	Spätmahlzeit zu gering

Blutzucker insgesamt zu hoch

- Unerkannter Infekt (Harnwege, Nasennebenhöhlen)
- Zusätzliche Medikation (Diuretika, Pille, Glukokortikoide)
- Änderung der Essgewohnheiten
- Weniger körperliche Aktivität
- Änderung des Injektionsortes / Nadellänge

Definition

Blutzucker unterhalb des physiologischen Wertes von 60 mg/dl, 3,3 mmol/l ohne Symptome oder unter 70 mg/dl, 3,9 mmol/l mit Symptomen.

Pathogenese

Zu starke Insulinwirkung führt zu einem Blutzuckerabfall. Die Hypoglykämiesymptomatik wird überwiegend durch Gegenregulation diabetogener Hormone verursacht.

Symptome

Schwitzen, Tachykardie, Zittern, Nervosität, Heißhunger, Unruhe. Neurogene Symptome durch Zuckermangel: Verlangsamung, Koordinationsstörung, Müdigkeit, Krämpfe, Bewußtlosigkeit. Symptome können aber auch fehlen.

Ursachen

Zu hohe Insulindosis, keine KE-Zufuhr nach insulinotropen oralen Antidiabetika (besonders Sulfonylharnstoffe), starke körperliche Anstrengung, Gastroparese, Alkohol (hemmt Glukoneogenese der Leber), Gewichtsabnahme und dadurch Senkung der Insulinresistenz bei unveränderter Insulindosis, falsche Injektionstechnik, eingeschränkte Nierenfunktion, Spritzstellenveränderung sowie Änderung der Nadellänge.

Therapie

Leichte Hypoglykämie: Zufuhr von Kohlenhydraten (10-20 g Traubenzucker, 1 Glas Saft (Apfel- oder Orangensaft, Coca-Cola), danach langsam resorbierbare Kohlenhydrate (z. B. 1-2 KE Brot).
Schwere Hypoglykämie: 40 %ige Glukose i.v., etwa 20-40 ml zur laufenden i.v.- Infusion bis zum Aufwachen. Dann weiter wie bei leichter Hypoglykämie.
Bei Überwässerung: Dexamethason 4 mg i.v. alle 4 Stunden.

CAVE:

Bei zuviel Zuckerzufuhr kommt es zu einer Blutzuckerentgleisung nach oben.

Eine Sulfonylharnstoffüberdosierung als Ursache der Hypoglykämie (protrahierte Hypoglykämie!) erfordert eine 48-Stunden-Überwachung (sehr lange Sulfonylharnstoff-Halbwertszeit).

Bei nicht mehr handlungsfähigen Patienten Glucagon 0,5-1 mg s.c./i.v./ i.m. (Ampulle á 1 mg, GlucaGen® HypoKit, Durchstechflasche mit Pulver und Fertigspritze mit Lösungsmittel) durch geschulte Angehörige.

Ketoazidotisches und Hyperosmolares Koma

Pathogenese
Durch den Insulinmangel kommt es zu einer gesteigerten Lipolyse, die dann eine erhöhte Ketonkörperbildung auslöst. Durch die gesteigerte Glykogenolyse und hepatische Glykogenolyse kommt es zur Hyperglykämie, die eine starke osmotische Diurese zur Folge hat.

Ursachen
- 40 % Infektion als Auslöser
- Ändern / Absetzen der Insulindosis
- Hormonelle Ursache (Hyperthyreose, Kortikoid-Therapie)
- Operationen
- Insulinpumpendefekt (häufige Ursache an der Nadel)
- In 25 % der Fälle ist ein diabetisches Koma die Erstmanifestation des Typ-1-Diabetes

Ketoazidose
Schnelle Entwicklung, typisch für Typ-1-Diabetes , Azidose steht im Vordergrund
Labor: BZ ≥ 300 mg/dl bis unter 1000 mg/dl (16,7-55,5 mmol/l), pH ≤ 7,3 (metabolische Azidose), Ketonurie (Keto-Diabur-Test® 5000), Plasmaketon > 300 mg/dl (16,7 mmol/l).

Hyperosmolares Koma
Langsame Entwicklung, typisch für Typ-2-Diabetes, Exsikkose steht im Vordergrund
Labor: Ketoazidose fehlt in der Regel, BZ ≥ 600 mg/dl bis über 1000 mg/dl (33,3-55,5 mmol/l), Serumosmolarität > 310 mosmol/l.

Symptome
Polyurie, Polydipsie, Erbrechen, Müdigkeit bis zum Koma, Gewichtsverlust (Wasser), Exsikkose, Tachykardie, Hypotonie, Azetongeruch in der Atemluft.

Therapie der Ketoazidose
Intensivstation! Vitale Funktionen! Engmaschige Laborkontrollen (Blutzucker, Kalium, Blutgase), gegenfalls ZVK-Anlage.

Flüssigkeit
0,9 %ig NaCl: 1. Stunde 1,5 l, dann 0,5-1 l/h nach ZVD, insgesamt 5-6 l in den ersten 8 Stunden; danach reichen oft 250 ml/h.

Elektrolyte: Kaliumersatz (je nach Kaliumspiegel)

Zufuhr mval/l/h	K^+-Serumspiegel (mval)
10	5 - 6
20	4 - 5
30	3 - 4
40	unter 3

Azidose

Unter der Insulinwirkung wird die Azidose durch Hemmung der Lipolyse wirksam bekämpft. Daher bedarf eine leichte Azidose keiner Korrektur! Nur bei einem pH-Abfall < 7,1 vorsichtige Bicarbonatgabe. Hierbei nur 1/3 des errechneten Bedarfs geben, da sonst eine gefährliche Hypokaliämie provoziert wird.

Insulin

Stets nur Normalinsulin! Die Plasmahalbwertszeit von Insulin beträgt ca. 5 Minuten. Verschiedene Dosierschemata werden empfohlen. Bewährt hat sich bei den meisten Patienten die "low-dose-Insulintherapie" mit einem initialen Bolus von 10 Einheiten i.v., anschließend 5-10 Einheiten Normalinsulin/h i.v. über Perfusor.

Besteht vor der Insulintherapie eine Hypokaliämie, sollte diese zuerst ausgeglichen werden.
Blutzuckersenkung nicht mehr als 100 mg/dl/h (5,55 mmol/l/h), zunächst nicht unter 250 mg/dl (13,9 mmol/l). Bei Erreichen von 250 mg/dl (13,9 mmol/l): Niveau halten, Gabe von 5 %iger Glukoselösung.

Vorteil der low-dose-Insulintherapie:

- Weniger Hypokaliämien, Gefahr des Hirnödems ist deutlich geringer.
- Eine niedrig dosierte Insulintherapie und ein langsamer Ausgleich der Stoffwechselentgleisung senken die Komplikationsrate.

Die beim Coma diabeticum ablaufende Wasserverschiebung im ZNS benötigt einige Zeit zur Normalisierung. Deshalb ist es nicht ungewöhnlich, wenn der Patient trotz Normalisierung von BZ, pH und Volumen nicht sofort erwacht und die Bewusstseinsstörung erst verzögert verschwindet.

Beim Diabetiker erfolgt eine Klinikeinweisung in der Regel nicht wegen eines schlecht eingestellten Diabetes, sondern vor allem notfallmäßig wegen erforderlicher diagnostischer Untersuchungen oder wegen geplanter operativer Maßnahmen. Im folgenden Kapitel finden Sie einen Überblick der wichtigsten Themengebiete mit der Vorgehensweise hinsichtlich der Stoffwechselführung.

1. Apoplektischer Insult

Diabetes gilt als wichtigster Risikofaktor bei cerebraler Ischämie. Das Wiederholungsrisiko ist bei Diabetikern um das etwa 2-fache erhöht. Bei etwa 20-30 % der Patienten mit einem Schlaganfallereignis wird eine bisher nicht bekannte Glukosetoleranz oder ein manifester Diabetes diagnostiziert. In der Akuttherapie des Schlaganfalls ist die Hyperglykämie besonders kritisch, da sie die Wirksamkeit der Thrombolyse reduziert und mit einer stärkeren Gewebeschädigung einhergeht.

Wichtige Laborwerte bei Aufnahme eines Schlaganfallpatienten:

Elektrolyte, Harnstoff, Kreatinin, BZ, Gamma-GT, OT, PT, CRP, INR, pTT, TSH, BGA HbA1c – im Verlauf Triglyceride, Cholesterin, HDL, LDL.

1.1. Patient mit erhöhtem Blutzucker im Aufnahmelabor bei bisher nicht diagnostiziertem Diabetes mellitus:

- Regelmäßiges BZ-Profil, präprandial, zusätzlich um 22.00 Uhr und 3.00 Uhr
- Bei erhöhtem BZ erfolgt die Korrektur mit kurzwirksamem Insulin (humanes Normalinsulin oder kurzwirksames Analoginsulin); unter Berücksichtigung der Höhe des HbA1c-Wertes und der benötigten Insulinmenge kann abgeschätzt werden, ob eine Therapie mit oralen Antidiabetika oder/und Insulin eingeleitet werden muß

1.2. Patient mit erhöhtem Blutzucker im Aufnahmelabor bei bisher bekanntem Diabetes mellitus – bisher mit oralen Antidiabetika eingestellt:

- Bei ausgedehnter cerebraler Ischämie mit Aspirationsgefahr oder respiratorischer Insuffizienz, erhöhten Nierenwerten oder Infektzeichen sollte eine Therapie mit Metformin sofort pausiert werden
- Bei TIA (transitorische ischämische Attacke) oder kleinerer cerebraler Ischämie mit geringer und bereits rückläufiger Symptomatik, normalen Nierenwerten ohne Infektzeichen kann eine bestehende Therapie mit Metformin fortgeführt werden, dies gilt auch für die Therapie mit Sulfonylharnstoffen, Nategliniden oder DPP-4-Hemmern. Ist das Blutzuckertagesprofil unter den genannten Medikamenten deutlich erhöht, muss eine Therapie mit Insulin begonnen werden

- Regelmäßiges BZ-Profil, initial präprandial sowie zusätzlich um 22.00 Uhr und 03.00 Uhr (Achtung: Insulinbedarf evtl. deutlich erhöht). Bei Bedarf kann (bei Analoginsulin alle 3 h) der erhöhte BZ-Wert korrigiert werden. Unter Berücksichtigung der Höhe des HbA1c-Wertes sowie des Insulinbedarfs kann abgeschätzt werden, ob eine Therapie mit oralen Antidiabetika oder/und Insulin eingeleitet werden muss. Bei HbA1c-Werten > 8,5 % ist häufig eine Insulintherapie unumgänglich

Weiterer Therapieansatz:

Zeigt das BZ-Profil normale BZ-Werte, sollte im Verlauf des stationären Aufenthaltes ein oGTT durchgeführt werden. Bei Adipositas sollte eine Ernährungsberatung erfolgen.

2. Krebserkrankungen

Bei Patienten mit einer malignen Erkrankung, die rasch progredient fortschreitet, ist die Nahrungsaufnahme in Abhängigkeit des Allgemeinzustandes oft sehr schwankend. Teilweise kann aufgrund der zunehmenden Gewichtsabnahme auf orale Antidiabetika, zum Teil auch auf eine Insulintherapie beim Typ-2-Diabetiker verzichtet werden. Orale Antidiabetika wie Metformin sind kontraindiziert. Sulfonylharnstoffe und Repaglinide sind aufgrund der schwankenden Nahrungsaufnahme in ihrer Wirkung oft schwer einschätzbar. Erfahrungsgemäß sind sie im Verlauf der Erkrankung abzusetzen. Aufgrund der eingeschränkten Lebenserwartung gilt als Therapieziel ausschließlich Symptomfreiheit, d.h. BZ nüchtern ≤ 150 mg/dl (8,3 mmol/l) und pp ≤ 220 mg/dl (12,2 mmol/l). Wenn eine Insulintherapie nötig ist, kann eine prandiale Insulintherapie oft gut durchführt werden. Auf diese Weise können Blutzuckerspitzen gut abgefangen werden. Auch die basale Insulinisierung mit einem 24-Stunden-Insulin (Insulin glargin) hat sich bewährt.

3. Myokardinfarkt

Wichtige Laborwerte bei Aufnahme eines akuten Myokardinfarktes:

Troponin, CK, Elektrolyte, Harnstoff, Kreatinin, BZ, Gamma-GT, OT, PT, CRP, INR, pTT, TSH, BGA, HbA1c – im Verlauf Triglyceride, Cholesterin, HDL, LDL.

3.1. Patient mit erhöhtem Blutzucker im Aufnahmelabor bei bisher nicht diagnostiziertem Diabetes mellitus:

- Regelmäßiges BZ-Profil, präprandial, zusätzlich um 22.00 Uhr und 3.00 Uhr
- Bei erhöhtem BZ erfolgt die Korrektur mit kurzwirksamen Insulin (Altinsulin oder kurzwirksames Analoginsulin). Unter Berücksichtigung der Höhe des HbA1c-Wertes sowie des Insulinbedarfs kann im Verlauf abgeschätzt werden, ob eine Therapie mit oralen Anti-

diabetika oder/und Insulin eingeleitet werden muss
- Bei deutlich erhöhtem Blutzucker sollte im Akutstadium auf der Intensivstation der Blutzucker mit Hilfe eines Insulinperfusors korrigiert werden (siehe Schema Insulintherapie auf Intensivstation, Seite 101)

3.2. Patient mit erhöhtem Blutzucker im Aufnahmelabor bei bereits bekanntem Diabetes mellitus – bisher mit oralen Antidiabetika eingestellt:
- Bei akuter Myokardischämie sollte unbedingt eine Therapie mit Metformin pausiert werden, da meist eine Koronarangiographie im Verlauf oder im Akutstadium durchgeführt wird
- Bei bereits durchgeführter Diagnostik und fehlender Kontraindikation für Metformin kann eine Therapie mit Metformin oder Acarbose sowohl auf der Intensivstation als auch auf der Normalstation weitergeführt werden. Regelmäßige Blutzuckerprofile (prä- sowie 2h-postprandial) zeigen, ob die Therapie mit oralen Antidiabetika ausreicht oder ob zusätzlich Insulin gespritzt werden muss. Im weiteren Verlauf wird dann entschieden, ob eine Insulintherapie eingeleitet werden muss
- Regelmäßiges BZ-Profil, präprandial, zusätzlich um 22.00 Uhr und 3.00 Uhr

3.3. Weiterer Therapieansatz:

Zeigt das BZ-Profil normale BZ-Werte, sollte im Verlauf des stationären Aufenthaltes ein oGTT erfolgen. Bei Adipositas sollte die Gewichtsreduktion durch Ernährungsberatung empfohlen werden. Die Teilnahme an einer Herzsportgruppe oder Diabetessportgruppe sollte angeboten werden.

4. Niereninsuffizienz

Mit nachlassender Nierenfunktion ist der renale Insulinabbau vermindert, die Insulinhalbwertszeit steigt an. Klinisch zeigt sich dies an einem nachlassenden Insulinbedarf. Parallel zur fortschreitenden Niereninsuffizienz entwickelt sich eine Insulinresistenz. Hierfür verantwortlich sind die Downregulation der Insulinrezeptoren sowie möglicherweise Urämietoxine. Klinisch kann es zu einem Anstieg des Insulinbedarfs kommen, der beim einzelnen Patienten nicht vorhersehbar ist.
Bei Patienten mit chronischer Niereninsuffizienz sind beim Einsatz oraler Antidiabetika, die Kontraindikationen genauestens zu beachten (siehe medikamentöses Verzeichnis, Tabellen ab S. 40). Bei bestehender Dialysetherapie sind orale Antidiabetika mit Ausnahme von Pioglitazon kontraindiziert. Mischinsuline sind bei Patienten mit Niereninsuffizienz schwer steuerbar. Durch die verlängerte Insulinwirkung kann es zu Hypoglykämien kommen, vor allem dann, wenn höhere Dosen benötigt werden.

Wenn bei Diabetikern die Nierenfunktion nachlässt, sollte die Insulindosis reduziert werden. Liegt die glomeruläre Filtrationsrate zwischen 30 und 10 ml/min empfiehlt es sich, die Insulindosis um 25 % zu reduzieren. Bei einer GFR unter 10 ml/min ist eine 50 %ige Reduktion empfehlenswert. Wird der Patient im Verlauf dialysepflichtig, nimmt der Insulinbedarf häufig wieder zu.
Weniger risikoreich und besser steuerbar ist die Insulintherapie, bei der am Tage vor allem kurzwirkende Insuline verwendet werden. Bei hohem Nüchternblutzucker muss zusätzlich ein Basalinsulin eingesetzt werden.

5. Cortisonbehandlung und Insulinanpassung

(nach B. Teupe, Althausen/Bad Mergentheim)

Typisch für die Wirkung der Glucocorticoide ist die Hyperglykämie. Eine enzymbedingte Steigerung der Glukoneogenese in der Leber und Niere ist die Ursache dafür. Durch die verstärkte Proteolyse im Muskel werden vermehrt Aminosäuren als Synthesevorläufer gebildet. Als zusätzlicher Effekt der Glucocorticoide kommt eine Steigerung der Glykogensynthese in Frage, wahrscheinlich durch den Effekt auf die Glykogensynthase selbst.

Cortisontherapie und Blutzuckerstoffwechsellage:

1. Bei der topischen Anwendung hat Cortison in der Regel keine Auswirkungen auf den Blutzucker, deshalb ist keine Therapieanpassung erforderlich. Dies gilt auch für die Cortisoninhalation bei Asthmapatienten.

2. Bei der systemischen Cortisontherapie richtet sich die Insulintherapie nach Häufigkeit (einmalig, ein paar Tage, Wochen bis Jahre) und Wirkstärke der Cortisontherapie (Präparat und Menge; physiologische Substitutionsdosis, Erhaltungsdosis, akute Entzündungsdosis, Maximaldosis).

Folgende Mengen in mg verschiedener Cortisone entsprechen sich in ihrer Wirkung:

0,75 mg Dexamethason oder Betamethason
= 2,5 mg Clopednol
= 4,0 mg Triamcinolon oder Methylprednisolon
= 5,0 mg Prednisolon/Prednison (PÄ = Prednisonäquivalent) oder Fluorcortolon
= 20,0 mg Hydrocortison (Kortisol)

Erst einige Stunden nach systemischer Cortisontherapie beginnt der Blutzuckeranstieg. Hat dieser bereits eingesetzt, kann man ihm nur noch ein bis drei Tage mit großen Korrekturinsulinmengen hinterherlaufen. Wenn man dagegen Stunden nach Aufnahme des Cortisons in den Körper mit der Insulinhöherdosierung beginnt, bleiben die Blutzuckerwerte (fast) normal und die Resistenzphase lässt sich auf ca. neun Stunden begrenzen. Vom gesamten Insulintagesbedarf (Basal-, Normal- und Korrekturinsulinmengen) nimmt man zusätzlich:

30 % des Insulintagesbedarfs bei 30-40 mg Prednisonäquivalent (PÄ)	
40 % des Insulintagesbedarfs bei 40-60 mg PÄ	
50 % des Insulintagesbedarfs bei 60-80 mg PÄ	

In folgender zeitlichen Abfolge:

3 h nach Cortisongabe	60 % des Insulintagesbedarfs,
6 h nach Cortisongabe	25 % des Insulintagesbedarfs,
9 h nach Cortisongabe	15 % des Tagesinsulinbedarfs

als Normalinsulin zusätzlich zur laufenden Insulintherapie.

Beispiel: Morgens um 9 Uhr bekommt ein Typ-1-Diabetiker 75 mg Decortin H. Dies enthält 75 mg Prednison (= 75 mg PÄ). Dieselbe Wirkstärke geht aber z. B. auch von ca. 12 mg Fortecortin (Dexamethason) aus. Bei einem angenommenen Insulintagesbedarf von 40 E/Tag einschließlich des Mahlzeiteninsulins muss die Hälfte (= 20 E) auf drei Portionen verteilt werden.

nach 3 h	→	60 % (von 20 E) = 12 E
nach 6 h	→	25 % (von 20 E) = 5 E
nach 9 h	→	15 % (von 20 E) = 3 E

Wer diese Injektionen erst später beginnt bzw. weniger Insulin verwendet, erhöht das Risiko einer nachfolgenden Insulinresistenz.

Insulinanpassung bei Cortisonbehandlung chronisch Kranker

Für die Erhaltungsdosis von 5-25 mg PÄ benötigt man meist deutlich weniger Insulin als bei einer akuten Entzündungsdosis, oft genügen schon ein oder zwei Gaben nach 3 und 6 h (statt drei Gaben). Die Menge liegt bei 10-25 % des Insulintagesbedarfs und kann wegen der täglichen Wiederholung an die aktuellen Blutzuckerwerte angepasst werden.

Zu beachten:

1. Die dauerhafte Gabe von Cortison und Insulin führt zu einem steigenden Insulinbedarf, d.h. durch die Downregulation der Insulinrezeptoren wird der Insulinbedarf "manipuliert". So kann die sich später im Gleichgewicht einstellende Insulinmenge die ursprüngliche Insulindosis um 50 % und mehr übersteigen.

2. Ein Problem besteht, wenn die Erhaltungsdosis des Cortisons variiert wird:
- Dosisverminderung:
  Wenn die Erhaltungsdosis Cortison herabgesetzt wird,
- Dosiserhöhung:
  Verschlechterung der Grunderkrankung, sodass die Cortisondosis erhöht werden muss.

Dabei ändern sich wieder die Insulinmengen, bis sich im weiteren Verlauf ein Gleichgewicht eingestellt hat (wegen Insulinrezeptor-up/down-Regulation).

3. Problem der zeitlichen Koordination zwischen Cortisoneinnahme und zusätzlicher Insulingabe. Schon Abweichungen der Gabe von 30 min. können zu einem veränderten Insulinbedarf führen (Gefahr von Hyper- oder Hypoglykämien).
4. Selten, aber bei Typ-1-Diabetikern nicht untypisch, werden maximale Cortisonmengen in abfallender Dosierung eingesetzt (z. B. akuter Schub entzündlicher chronischer Erkrankungen). Meist wird dies dann bei Diabetespatienten stationär durchgeführt.

Vorgehen: Dosis 1000 mg PÄ: 4-fache Insulinmenge in 2-Stunden-Abständen der laufenden Insulintherapie als Bolus spritzen. Bei 40 Einheiten Insulintagesbedarf sind dies weitere 160 E, verteilt auf 12 Injektionen = 13 Einheiten kurzwirksames Insulin jede zweite Stunde.

Im weiteren Verlauf wird die Cortisongabe reduziert (z. B. 750 mg PÄ oder 500 mg PÄ am zweiten Tag). Die Insulindosis ist dann entsprechend neu zu berechnen.

5. In seltenen Fällen wird eine Cortison-Substitution mit physiologischen Mengen Cortisol durchgeführt (z. B. bei Nebenniereninsuffizienz). Hierbei versucht man, den unterschiedlichen tageszeitlichen Bedarf zu imitieren. Patienten mit Morbus Addison müssen aber bei bestimmten Erkrankungen (z. B. bei viralen Infekten) mehr Cortisol einnehmen. Auf die veränderten Cortisolmengen ist die Insulintherapie anzupassen, eventuell muss aufgrund der akuten Erkrankung zusätzlich mehr Insulin gegeben werden (wie beim nicht Addisonkranken Typ-1-Diabetiker).

6. PEG-Versorgung (perkutane endoskopische Gastrostomie)

Diabetiker, die enteral ernährt werden, sind meist schwer einstellbar. Das Ziel liegt in einer bedarfsgerechten Nährstoffversorgung bei einer Optimierung der diabetischen Stoffwechseleinstellung. Schwierig ist die Einstellung dann, wenn zusätzlich orale Nahrungsaufnahme erfolgt.

Zwischen Patienten mit Typ-1- oder Typ-2-Diabetes mellitus besteht bezüglich der Durchführung der parenteralen Ernährung kein Unterschied. Das Risiko einer sekundären Dyslipoproteinämie ist bei Diabetes mellitus Typ 2 deutlich erhöht.

Diabetiker haben oft eine erhöhte Komplikations- und Letalitätsrate nach Anlage einer perkutanen endoskopischen Gastrostomie. Für die Sondenanlage benötigen Diabetiker keine über das übliche Maß hinausgehende Infektionsprophylaxe.

Gegenüber der Standardsondennahrung konnte für Diabetikersondennahrung kein Vorteil aufgezeigt werden. Daher wird sie nicht generell empfohlen (In einer Pilotstudie an 30 Heimbewohnern (DEGM-Leitlinie Enterale Ernährung) konnte gezeigt werden, dass es zu einem statistisch nichtsignifikanten Abfall der Nüchternglukose sowie des HbA1c-Wertes kam, außerdem war der Anstieg des pp-Wertes nicht so ausgeprägt).

Bezüglich der Zusammensetzung von Sondenernährung bei Diabetikern gibt es einige Studien mit kleiner Fallzahl, die oft mit Testmahlzeiten liefen. Einige weisen darauf hin, dass es unter einer kohlenhydratreduzierten, kohlenhydratmodifizierten, Fett- bzw. MUFA-reichen Sondennahrung zu einem geringeren postprandialen BZ-Anstieg kommt. Generell sollte die Optimierung der Blutzuckereinstellung das oberste Ziel sein.

Die Tagesmenge der PEG-Nahrung muss genau festgelegt werden.

Bei zusätzlicher oraler Nahrungsaufnahme muss die Einstellung entsprechend angepasst werden. Es hat sich bewährt klar zu definieren, wann die Nahrung angehängt wird und mit welcher Geschwindigkeit sie läuft. In der Regel wird der parenteral ernährte Diabetiker mit Insulin eingestellt. Unter Umständen ist eine Einstellung mit Sulfonylharnstoffen möglich. Wird die Nahrungszufuhr unterbrochen, sind allerdings schwere, prolongierte Hypoglykämien zu erwarten. Wird die parenterale Ernährung bolusweise verabreicht, ist ein kurzwirksames Insulin (Analog- oder Normalinsulin, wobei Analoginsulin evtl. nicht lang genug wirkt) zu empfehlen. Bei der Verwendung von Normalinsulin ist es empfehlenswert, den Spritz-Ess-Abstand zu verlängern, da flüssig zugeführte Kohlenhydrate schneller resorbiert werden.

Bei kontinuierlich verabreichter Ernährung sollte eine gleichmäßige Verabreichung mittels Ernährungspumpe gewährleistet sein. Auch hier kann unter Berücksichtigung des circadianen Rhythmus eine Therapie mit Normalinsulin durchgeführt werden. Der Zeitpunkt der Insulininjektion muss mit dem Anhängen der Nahrung abgestimmt werden. Auf BZ-Schwankungen kann mit kurzwirksamen Insulin gut reagiert werden. Eventuell kann auch ein länger wirkendes Basalinsulin den Bedarf eines parenteral ernährten Patienten abdecken.

Die BZ-Werte sollten regelmäßig kontrolliert werden. Die Zielwerte unterscheiden sich nicht von denen einer enteralen Ernährung. Eine Therapie mit Mischinsulin funktioniert meist schlecht.

DIAGNOSTISCHE UNTERSUCHUNGEN UND EINGRIFFE IN DER KLINIK

Prinzipiell sollte der Patient mit Diabetes mellitus bei der Planung des Tagesprogramms direkt nach den „Notfallpatienten" eingeplant werden.

1. Angiographie

- Orale Antidiabetika wie Sulfonylharnstoffe, Repaglinide oder DPP-4-Analoga können nach der Untersuchung in üblicher Weise verabreicht werden.
- Metformin muss 48 Stunden vor einer geplanten Angiographie abgesetzt werden.
- GLP-1-Analoga, SGLT-2-Hemmer und Basalinsuline können vor der Untersuchung in normaler Dosierung angewendet werden.
- Prandiales Insulin wird vor der Untersuchung pausiert, gegebenenfalls kann ein erhöhter Blutzucker korrigiert werden.
- Mischinsulin sollte nicht vor der Untersuchung gespritzt werden, auch dann nicht, wenn der Blutzucker erhöht ist. Mögliche Zeitverzögerungen können im Untersuchungsablauf immer eintreten und sind nicht kalkulierbar. Bei deutlich erhöhtem Nüchternblutzucker kann gegebenenfalls eine Korrektur mit kurzwirksamem Alt- oder Analoginsulin erfolgen. Nach erfolgter Angiographie kann in gewohnter Weise das Mischinsulin gespritzt werden. Falls sich die Untersuchung verzögert hat und der Patient erst zur Mittagszeit seine Mahlzeit erhält, ist es sinnvoller, die Zeit bis zur nächsten Injektion von Mischinsulin mit kurzwirkendem Alt- oder kurzwirkendem Analoginsulin zu überbrücken.

2. Sonographie (nüchtern)

- Orale Antidiabetika wie Metformin, Sulfonylharnstoffe, Repaglinide oder DPP-4-Analoga können nach der Untersuchung in üblicher Weise verabreicht werden.
- GLP-1-Analoga, SGLT-2-Hemmer und Basalinsuline können vor der Untersuchung in normaler Dosierung angewendet werden.
- Prandiales Insulin wird vor der Untersuchung pausiert, gegebenenfalls kann ein erhöhter Blutzucker korrigiert werden.
- Mischinsulin sollte nicht vor der Untersuchung gespritzt werden, auch dann nicht, wenn der Blutzucker erhöht ist. Mögliche Zeitverzögerungen können im Untersuchungsablauf immer eintreten und sind nicht kalkulierbar. Bei deutlich erhöhtem Nüchternblutzucker kann gegebenenfalls eine Korrektur mit kurzwirksamem Alt- oder Analoginsulin erfolgen. Nach erfolgter Sonographie kann in gewohnter Weise das Mischinsulin gespritzt werden. Falls sich die Untersuchung verzögert hat und der Patient erst zur Mittagszeit seine Mahlzeit erhält, ist es sinnvoller, die Zeit bis zur nächsten Injektion von Mischinsulin mit kurzwirkendem Alt- oder kurzwirkendem Analoginsulin zu überbrücken.

3. Gastroskopie/ERCP/Transthorakale-Echocardiographie (TEE)/Bronchoskopie

- Orale Antidiabetika wie Metformin, Sulfonylharnstoffe, Repaglinide oder DPP-4-Analoga können nach der Untersuchung in üblicher Weise verabreicht werden.
- GLP-1-Analoga, SGLT-2-Hemmer und Basalinsuline können vor der Untersuchung in normaler Dosierung angewendet werden.
- Prandiales Insulin wird vor der Untersuchung pausiert, gegebenenfalls kann ein erhöhter Blutzucker korrigiert werden.
- Mischinsulin sollte nicht vor der Untersuchung gespritzt werden, auch dann nicht, wenn der Blutzucker erhöht ist. Bei deutlich erhöhtem Nüchternblutzucker kann gegebenenfalls eine Korrektur mit kurzwirksamem Alt- oder Analoginsulin erfolgen. Nach erfolgter Gastroskopie oder TEE muss eine Nüchternphase von zwei Stunden eingehalten werden. Nach dieser Untersuchung bekommt der Patient oft erst zur Mittagszeit seine nächste Mahlzeit. Daher ist es sinnvoll, die Zeit bis zur nächsten Injektion von Mischinsulin mit kurzwirkendem Alt- oder kurzwirkendem Analoginsulin zu überbrücken.

4. Koloskopie

- Orale Antidiabetika wie Metformin, Sulfonylharnstoffe, Repaglinide oder DPP-4-Analoga können nach der Untersuchung in üblicher Weise verabreicht werden.
- GLP-1-Analoga, SGLT-2-Hemmer und Basalinsuline können vor der Untersuchung in normaler Dosierung angewendet werden.
- Prandiales Insulin wird an dem Tag, an dem Abführmaßnahmen erfolgen sowie am Untersuchungstag zur Korrektur erhöhter Blutzuckerwerte verwendet. Nach abgeschlossener Untersuchung kann die Gabe des prandialen Insulins in gewohnter Weise erfolgen.
- Mischinsuline sollten, auch an dem Tag der Abführmaßnahmen nicht gespritzt werden, auch dann nicht, wenn der Blutzucker erhöht ist. Auch in diesem Fall ist die Gabe von Altinsulin oder kurzwirksamem Analoginsulin vorzuziehen. Nach erfolgter Untersuchung kann die Therapie mit Mischinsulin fortgeführt werden. Falls sich die Untersuchung verzögert hat und der Patient erst später eine Mahlzeit zu sich nehmen kann, ist es sinnvoller, die Zeit bis zur nächsten Injektion von Mischinsulin mit kurzwirksamem Alt- oder Analoginsulin zu überbrücken.

5. Leberpunktion

- Orale Antidiabetika wie Metformin, Sulfonylharnstoffe, Repaglinide oder DPP-4-Analoga können nach der Untersuchung in üblicher Weise verabreicht werden.
- GLP-1-Analoga, SGLT-2-Hemmer und Basalinsuline können vor der Untersuchung in normaler Dosierung angewendet werden.

- Prandiales Insulin wird vor der Untersuchung pausiert, gegebenenfalls kann ein erhöhter Blutzucker korrigiert werden.
- Mischinsulin sollte nicht vor der Untersuchung gespritzt werden, auch dann nicht, wenn der Blutzucker erhöht ist. Mögliche Zeitverzögerungen können im Untersuchungsablauf immer eintreten und sind nicht kalkulierbar. Bei deutlich erhöhtem Nüchternblutzucker kann gegebenenfalls eine Korrektur mit kurzwirksamem Alt- oder Analoginsulin erfolgen. Nach erfolgter Leberpunktion kann die Insulintherapie in gewohnter Weise durchgeführt werden. Falls sich die Untersuchung verzögert hat und der Patient erst zur Mittagszeit sein Essen erhält, ist es sinnvoller, die Zeit bis zur nächsten Injektion von Mischinsulin mit kurzwirkendem Alt- oder kurzwirkendem Analoginsulin zu überbrücken.

INSULINTHERAPIE AUF DER INTENSIVSTATION

1. Enterale Ernährung

Metformin muss bei intensivpflichtigen Patienten immer abgesetzt werden. Die Wirkungen sonstiger oraler Antidiabetika sind bei intensivpflichtigen Patienten mit unregelmäßiger Nahrungsaufnahme oder Nahrungskarenz oft schwer einschätzbar. Bei oraler Nahrungsaufnahme kann ggf. auf einen Insulinperfusor verzichtet und Insulin s.c. verabreicht werden (siehe Korrekturschema am Ende des Kapitels). Infundierte Glukose sollte mit Normalinsulin abgedeckt werden (pro 15 g KH 1 E Normalinsulin, bei adipösen Pat. evtl. 2 E, bei schlanken Pat. evtl. 0,5-0,7 E). Über Sonden ernährte Patienten sollten mit einem Insulinperfusor therapiert werden.

2. Parenterale Ernährung

Eine Intervention sollte ab Werten von >110 mg/dl (6,1 mmol/l) über Insulinperfusor erfolgen. Die Glukosezufuhr wird begleitend zum Insulinperfusor intravenös verabreicht. Bei stabilem Allgemeinzustand und oraler Nahrungsaufnahme kann ggf. auf s.c. Insulininjektion umgestellt werden.
Titrationsalgorhythmus für intensivierte Insulintherapie bei Intensiv-patienten (nach van den Berghe et al.):
Insulin: 50 E Normalinsulin, 50 ml NaCl 0,9 %
Applikation: kontinuierliche i.v.-Infusion über Perfusor
Blutglukosemessung: stündlich, bei stabiler Glukose alle 2-4 h. Die Therapie mittels Insulinperfusor sollte mit 2 E/h bei BZ > 110 mg/dl (6,1 mmol/l), bei BZ > 220 mg/dl (12,2 mmol/l) mit 4 E/h begonnen werden. Liegt der BZ-Wert bei der nächsten Kontrolle > 140 mg/dl (7,8 mmol/l) sollte eine Steigerung um 1-2 E/h erfolgen. Liegt der BZ-Wert bei der nächsten

Kontrolle zwischen 121-140 mg/dl (6,7-7,8 mmol/l), sollte eine Steigerung um 0,5-1 I.E./h erfolgen. Liegt der BZ-Wert bei der nächsten Kontrolle zwischen 111-120 mg/dl (6,2-6,7 mmol/l), sollte eine Steigerung um 0,1- 0,5 I.E./h erfolgen. Bei einem BZ-Bereich zwischen 81-110 mg/dl (4,5-6,1 mmol/l), sollte die Dosis beibehalten werden. Liegt die Blutglukose im Verlauf unter 40 mg/dl (2,2mmol/l) muss die Insulininfusion sofort gestoppt und 10 g Glukose i.v. verabreicht werden. Bei einem BZ-Wert zwischen 41 und 60 mg/dl (2,3-3,3 mmol/l) erfolgt der sofortige Stopp der Insulininfusion und weiterhin engmaschige stündliche Kontrollen. Bei einem BZ-Wert zwischen 61-80 mg/dl (3,4-4,4 mmol/l) erfolgt die Dosisreduktion in % entsprechend dem BZ-Abfall. Bei einem Blutglukoseabfall um 50 % erfolgt eine Dosisreduktion der Insulinmenge um ebenfalls 50 %.

Insulintherapieschema auf der Intensivstation

BZ-Werte (mg/dl / mmol/l)	Normalinsulin am Tag	Normalinsulin nach 22h
< 130 / 7,2	-	-
131 - 160 / 7,3 - 8,8	2	-
161 - 190 / 8,9 - 10,5	3	2
191 - 220 / 10,6 - 12,2	4	3
221 - 250 / 12,3 - 13,8	5	4
251 - 280 / 13,9 - 15,5	6	5
281 - 310 / 15,6 - 17,2	8	6
311 - 340 / 17,3 - 18,9	10	7
> 340 / > 18,9	12	8

OPERATIONEN

Checkliste vor Operationen

- Beim Diabetiker die Operation möglichst früh am Tag einplanen!
- Kleiner / großer Eingriff
- Bisherige Therapie (Insulin / orale Antidiabetika / Diät)
- Aktuelle Stoffwechsellage
- Ziel-Blutzucker: 150-200 mg/dl (8,3-11,1 mmol/l) ausreichend, Normoglykämie anstreben
- Insulinresistenz postoperativ in der Regel zunehmend, entsprechende Therapieanpassung erforderlich; Ausnahme: Nach Entbindung Abfall des Insulinbedarfs bis über 50 %
- Metformin muss perioperativ mindestens 48 Std. v. d. Eingriff abgesetzt werden
- Sulfonylharnstoffe und andere OAD am Abend vor der Operation absetzen

Perioperative Diabetestherapie

1. Kleine Operation, z. B. Schrittmacherimplantation, bzw. diagnostischer Eingriff

• diätetisch eingestellter Patient	Blutglukosekontrollen
• mit oralen Antidiabetika eingestellter Patient	Aussetzen der Therapie, Blutzuckerkontrollen, Wiederaufnahme der oralen Therapie vor der ersten postoperativen Mahlzeit
• insulinbehandelter Patient	Basalinsulin in unveränderter Dosis beibehalten, BZ-Korrektur mit Normal- oder kurzwirksamen Analoginsulinen

2. Mittelgroßer Eingriff, z. B. Hüftgelenksendoprothese

• diätetisch eingestellter Patient	Blutglukosekontrollen, G 5 iv bei Bedarf bis zur ersten postoperativen Mahlzeit
• mit oralen Antidiabetika eingestellter Patient	G 5 iv bei Bedarf, Wiederaufnahme der oralen Therapie vor der ersten postoperativen Mahlzeit, Blutglukosekontrollen, eventuell Insulintherapie (Perfusor oder Altanpassung)
• insulinbehandelter Patient	Basalinsulin in unveränderter Dosis beibehalten, BZ-Korrektur mit Normal- oder kurzwirksamen Analoginsulinen

3. Großer Eingriff mit anschließend mehrtägiger parenteraler Ernährung

• diätetisch eingestellter Patient	Ausreichend parenterale Ernährung, 150 - 200 g Glukose/d, Blutglukosekontrollen, bei Bedarf Insulin
• mit oralen Antidiabetika eingestellter Patient	Präoperative Umstellung auf eine Insulintherapie, Intra- und postoperativ Insulinperfusor
• insulinbehandelter Patient	Insulinperfusor, mit Beginn der oralen Ernährung subkutane Insulintherapie

- Bei mittelgroßen und großen Eingriffen sollte perioperativ stündlich die Blutglukose kontrolliert werden
- Postoperativ Kontrolle der Glukose alle 2-4 Std. und entsprechende Korrektur normnahe Einstellung ist anzustreben (Korrektur mit Normal-/ Analoginsulin)
- s.c. Insulingabe mit der ersten postoperativen Mahlzeit aufnehmen

Korrekturschema siehe Insulintherapie auf der Intensivstation (Seite 101).

Personen mit großem Übergewicht sind Hochrisikopatienten. Die Gewichtsreduktion ist für viele Patienten mit ausgeprägtem Übergewicht durch Diäten nur kurzfristig oder überhaupt nicht zu erreichen. Für ausgewählte Patienten ist die Adipositaschirurgie eine Möglichkeit eine Gewichtsreduktion zu erreichen, wenn gleichzeitig eine Veränderung des bisherigen Lebensstils durchgeführt wird.

BMI = Körpergewicht in kg/ Körpergröße in m im Quadrat	
Normalgewicht	BMI von 20 - 24,9
Übergewicht	BMI von 25 - 29,9
Adipositas Grad 1	BMI von 30 - 34,9
Adipositas Grad 2	BMI von 35 - 39,9
Adipositas Grad 3	BMI von ≥ 40,0

1. Magenverkleinerungseingriffe (Magenband/Gastric Banding und Gastroplastik)

Bei beiden Operationsmethoden wird ein kleiner Vormagen hergestellt, der durch eine Einengung von außen begrenzt wird.

a.) Magenband oder Gastric Banding

Unterhalb des Übergangs von der Speiseröhre zum Magen wird ein Silikonband angebracht. An der Innenseite des Bandes befindet sich eine Kammer, die über einen Verbindungsschlauch, der an einen sogenannten Port angeschlossen ist, gefüllt werden kann. Mit der Füllung dieser Kammer kann der Übergang vom Vor- in den Restmagen in seinem Durchmesser reguliert werden. Der Port wird unter der Bauchdecke festgenäht. Durch die Punktion des Ports kann auch postoperativ die Weite des Magenbandes reguliert werden.

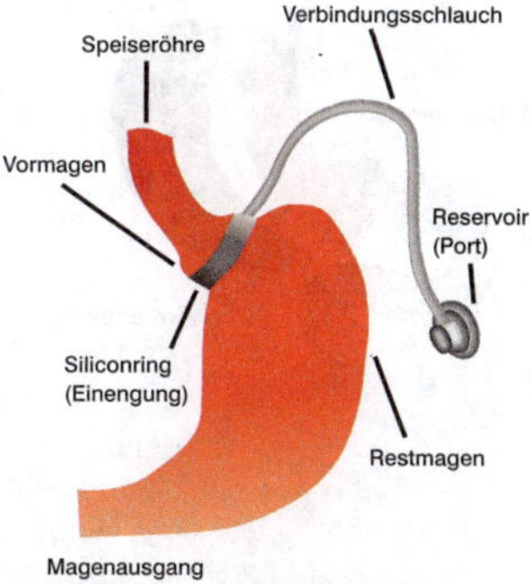

b.) Gastroplastik

Die Gastroplastik hat das gleiche Wirkprinzip wie das Magenband. Es wird ein kleiner Vormagen (Pouch) gebildet, sodass schneller ein Sättigungsgefühl entsteht. Der Vormagen wird nicht durch ein variables Band, sondern

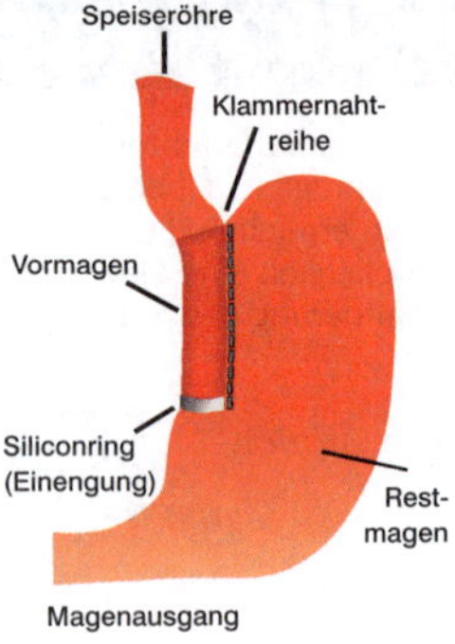

durch Klammernähte im Magen hergestellt. Der Übergang von Vor- und Restmagen wird mit einem kleinen Silikonschlauch begrenzt.

Bereits am ersten postoperativen Tag kann schluckweise Tee getrunken werden. Im weiteren Verlauf erfolgt ein Kostaufbau von flüssiger Kost (ca. 6-8 Wochen) über passierte bis hin zu normaler Kost.

2. Schlauchmagen

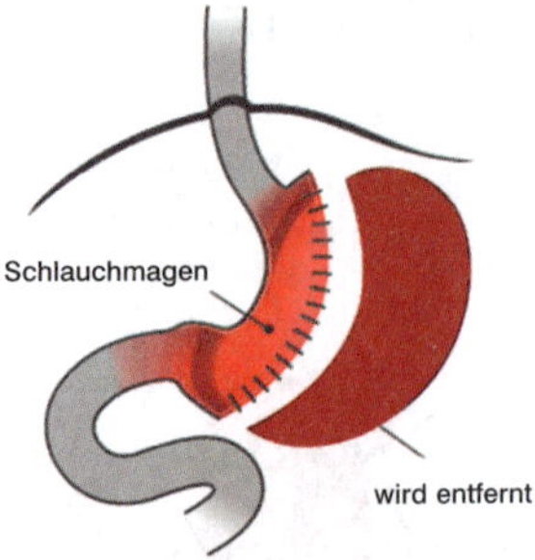

Das Prinzip der Bildung eines Schlauchmagens ist die Verkleinerung des Magenvolumens. Bei dem minimalinvasiven Eingriff werden 90 % des großen, gewölbten Magenteils des Fundus und Corpus entfernt, sodass ein schlauchförmiger Restmagen übrig bleibt.
Es handelt sich um ein restriktives Verfahren, die Verdauungsleistung bleibt erhalten. Das Magenvolumen wird auf 85-100 ml reduziert. Somit können nur sehr geringe Nahrungsmengen aufgenommen werden und eine Sättigung tritt sehr rasch ein. Der Vorteil besteht darin, dass der Magen in seiner Funktion erhalten bleibt und eine Vitamin-B12-Substitution in der Regel nicht erfolgen muss.

3. Magenbypass – Gastric Bypass

Bei dieser Methode wird der Vormagen vom Restmagen abgetrennt. Es entsteht so ein kleiner Vormagen, auf den eine Dünndarmschlinge genäht wird. Die Länge der Dünndarmschlinge beträgt zwischen 90 und 150 cm.

Am unteren Ende des Dünndarmteils, der den Nahrungsbrei transportiert, wird der die Verdauungssäfte aus der Leber und Bauchspeicheldrüse transportierende Dünndarmanteil angenäht. Der Speisebrei wird so von der Speiseröhre in den Vormagen und von hier direkt in den Dünndarm transportiert.

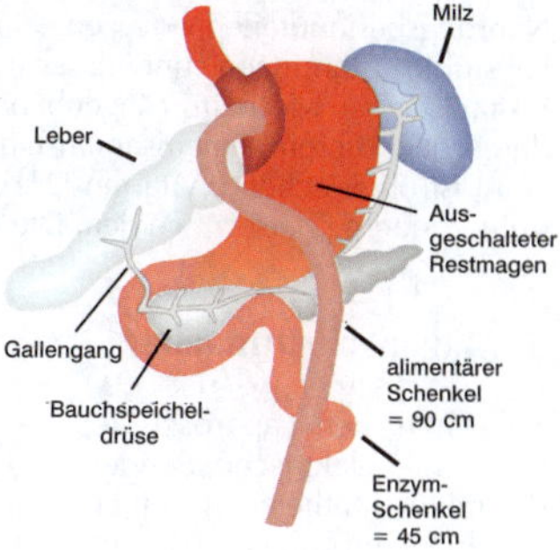

Bei intakter Anastomose erfolgt ein langsamer Kostaufbau von flüssiger über passierte bis hin zu normaler Kost. Verschiedene Mineralstoffe und Spurenelemente müssen substituiert werden. Vitamin D und Vitamin B12 müssen kontrolliert und bei Bedarf ersetzt werden. Die Nahrung muss calciumreich sein. Wird Eisen substituiert, sollte es nicht zusammen mit Calcium eingenommen werden, da sich beide Substanzen bei der Aufnahme durch den Darm als Konkurrenten verhalten (z. B. morgens Calcium, abends Eisen).

4. Kombinationseingriff : Magenverkleinerung und Dünndarmausschaltung

– *Biliopankreatische Diversion mit Duodenal-Switch (BPD-DS)*

Der Magen wird zu einem Schlauch geformt und auf diese Weise verkleinert. Der Zwölffingerdarm hinter dem Magenpförtner wird blind verschlossen. Ein kurzer Dünndarmanteil wird hinter dem Magenpförtner mit dem Magenrest verbunden. Der Dünndarmanteil, der die Verdauungssäfte transportiert, wird erst distal mit dem Nahrungsbrei transportierenden Dünndarmanteil verbunden. Auf diese Weise kann nur über eine kurze Strecke die Resorption von

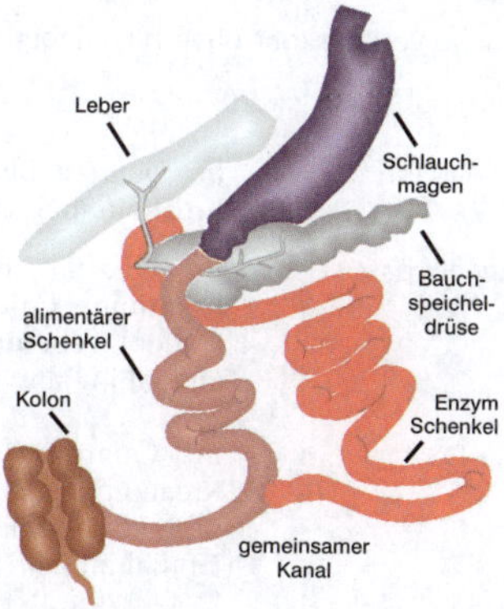

Nahrungsbestandteilen erfolgen. Nach der Operation können durch die Fettstühle Blähungen und übel riechende Durchfälle auftreten. Der Kostaufbau ist wie beim Magenbypass durchzuführen. Die Nahrung wird durch den kurzen gemeinsamen Dünndarmanteil nur wenig verdaut. Der Stuhl ist übelriechend. Vitamin D, Folsäure und Vitamin B12 müssen kontrolliert und ggf. ersetzt werden. Die Nahrung sollte calciumreich sein.

5. Magenschrittmacher

Mit Hilfe der Laparoskopie wird eine elektrische Sonde, die mittels Katheter mit einer Batterie verbunden ist, im Bereich der Magenvorderwand in die Muskulatur eingebracht. Die Batterie gibt Impulse an die Magenmuskulatur ab, damit eine langsamere oder schnellere Entleerung erreicht wird.

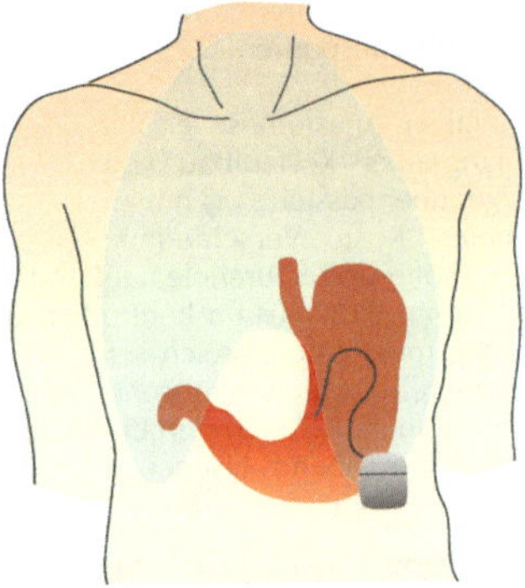

Nachsorge bei Magenverkleinerungseingriffen

Übliche Verlaufskontrollen bei Diabetikern

Laborkontrollen

Magenband:	Im Quartal: Blutbild, Elektrolyte, Harnstoff und Kreatinin (bei Erbrechen)
Magenbypass:	Im Quartal: Blutbild, Elektrolyte, Harnstoff, Kreatinin, Calcium, Ferritin (prämenopausale Frauen), Leberprofil Einmal im Jahr: Vitamin B12/Folsäure, PTH intakt
BPD-DS:	Im Quartal: Blutbild, Elektrolyte, Harnstoff, Kreatinin, Calcium, Ferritin, Leberprofil, Gesamtprotein, Albumin Einmal im Jahr: Vitamin B12, Folsäure, Vitamin A, D, E und K, PTH intakt und DXA-Messung

Ernährungsempfehlungen nach bariatrischem Eingriff

In der Nachsorge erfolgt ein Kostaufbau nach allen bariatrischen Operationen in 3 Stufen: Flüssige Kost, passierte Kost und Übergang zur Langzeitversorgung.

1. Flüssige Kost:

1. Tag nach Operation:
- Max. 50 ml schluckweise auf einmal trinken (max. 150 ml/Stunde)
- Geeignete Getränke sind stilles Wasser und ungesüßter Tee

1–2 Wochen nach OP:
- Trinkmenge 10x 150 ml (= 1,5 l Flüssigkeit) pro Tag
- Langsam zwischen den Mahlzeiten (max. 50 ml auf einmal) trinken
- Säurereiche Fruchtsäfte meiden
- Günstige Lebensmittel und Getränke sind fettarme Milch, Joghurt und Quark, klare und passierte Suppen, ungesüßter Tee, stilles Wasser

2. Passierte Kost:

2–4 Wochen nach OP:
- Speisen in passierte Zubereitung (etwa 200 g Portion): fettarmes Fleisch, Fisch, Püree, Gemüse, Rührei, Breie, Pudding, Milch, Quark-, Joghurtspeisen
- Weißbrot, Mischbrot (im Mund weich werden lassen)
- Butter, Margarine, Marmelade, Honig in kleinen Mengen
- Keine säurereichen Fruchtsäfte und blähende Gemüsesorten
- Zwischen den Mahlzeiten wie oben beschrieben in kleinen Schlucken trinken

3. Übergang zur Langzeitversorgung (leichte Vollkost)

Bei leichter Vollkost ist weiterhin auf kleine Portionen zu achten. Nahrungsmittelintoleranzen sind normal. Hülsenfrüchte, Kohlsorten, Kraut und fette Speisen werden schlecht vertragen. Zur Dokumentation von verträglichen und unverträglichen Lebensmitteln eignet sich ein Ernährungstagebuch.

Allgemeine Ernährungsregeln nach bariatrischen Operationen

1. 4-5 kleine Mahlzeiten pro Tag (3 Hauptmahlzeiten, 1-2 Zwischenmahlzeiten)
2. Keine Mahlzeit auslassen, aber auch keine Snacks zwischendurch
3. Essen und Trinken grundsätzlich trennen; zeitlicher Abstand etwa 30 min.
4. Pro Mahlzeit 30 min. einplanen; dann ca. 30 min aufrecht sitzen/stehen
6. Keine Ablenkung beim Essen (Smartphone, PC, Fernsehen, Zeitung etc....)
7. Langsam essen und jeden Bissen gut durchkauen; bei Sättigung Essen sofort beenden!
8. Kalorienfreie Getränke ohne Kohlensäure (mind. 1,5-2 l/Tag!), kein Alkohol
9. Faserreiche Nahrungsmittel meiden (v. a. bei Patienten mit Magenband)
10. Kalorienbewusst essen, eiweißreiche fettarme Ernährung, zuckerhaltige Speisen meiden
11. Vitamin- und mineralienreiche Nahrung sowie Vitaminpräparate
12. Essverhalten und Verträglichkeit beobachten, evtl. anpassen und dokumentieren

Gestationsdiabetes

Definition

Glukosetoleranzstörung, die erstmals in der Schwangerschaft mit einem 75 Gramm oralen Glukosetoleranztest (OGTT) unter standardisierten Bedingungen und qualitätsgesicherter Glukosemessung aus venösem Plasma diagnostiziert wird. Die Diagnose ist bereits mit einem erhöhten Glukosewert möglich. Frauen, die einen Gestationsdiabetes entwickeln, weisen meist die gleichen Risikofaktoren auf wie Frauen mit einem Typ-2-Diabetes. Häufig liegt Übergewicht vor, sodass der Gestationsdiabetes auch als Prä-Typ-2-Diabetes betrachtet wird. 35-60 % der Frauen nach Gestationsdiabetes entwickeln innerhalb von 10 Jahren einen Diabetes. Das Wiederholungsrisiko für einen Gestationsdiabetes liegt mit 20-50 % sehr hoch, sodass eine entsprechende Diagnostik in einer weiteren Schwangerschaft zwingend erforderlich ist.

Mütterliche Risiken des Gestationsdiabetes:

Vermehrtes Risiko von Harnwegsinfekten, EPH-Gestose, Hydramnion, Sectio-Entbindung, Risiko, später einen Diabetes mellitus Typ 2 zu entwickeln, liegt bei 46 % nach 8 Jahren!

Risiken für das Kind

Die neonatale Frühsterblichkeit ist von 0,3 % auf 1,4 % erhöht, das Totgeburtrisiko von 0,4 auf 2 %, das Fehlbildungsrisiko von 0,5 auf 3,3 %, die peri- und postnatale Morbidität der Kinder von 8,7 auf 27,7 %, das Frühgeburtsrisiko von 7,5 auf 17 %, das Hypoglykämierisiko (unter 30 mg/dl (1,7mmol/l)) von 1,5 auf 10,9 % bei gut eingestellten und auf 40 % bei schlecht eingestellten oder nicht erkannten Gestationsdiabetikerinnen.

Akute Hauptprobleme (postpartal) von Kindern gestationsdiabetischer Mütter

Makrosomie, Hypoglykämie (Blutzucker unter 30 mg/dl (1,7 mmol/l)), Hyperbilirubinämie, Hypokalzämie, Schulterdystokie.

CAVE: Nicht erkannte postpartale Hypoglykämie beim Kind kann zu Teilleistungsschwäche wie Legasthenie oder Schulproblemen in späterer Zeit führen. Dies kann durch einfache postpartale Glukosebestimmung und frühzeitige Glukosebeifütterung in den ersten 6 postpartalen Stunden effektiv verhindert werden.

Langfristige Probleme von Kindern gestationsdiabetischer Mütter

Ein deutlich erhöhtes Adipositasrisiko von annähernd 50 % sowie eine früh erworbene Minderfunktion des Pankreas und somit gehäuft nicht ererbter Diabetes mellitus Typ 2 mit relativem Insulinmangel.

Diagnostik

Die Diagnostikgrenze von normalen zu pathologischen Blutzuckerwerten in der Schwangerschaft ist fließend. Die diagnostischen Grenzwerte beruhen auf internationaler Konsensbildung auf dem Boden der HAPO-Studie. Als Endpunktorientierte Doppelblindstudie zeigte sie die Korrelation der Blutzuckerwerte von Schwangeren in Verbindung mit dem Risiko kindlicher Komplikationen. In die Studie wurden mehr als 23.000 Frauen eingeschlossen. Ein Gestationsdiabetes erhöhte das Risiko für Makrosomie, Kaiserschnittentbindung sowie neonataler Hypoglykämien. Es wird unterschieden zwischen einem bisher unbekannten manifesten Diabestes und einer Hyperglykämie, die unterhalb dieser Grenzen liegt und als Gestationsdiabetes beschrieben wird.

Aktuelle Diabetesleitlinien der DDG bei Schwangerschaft

Screeningtest:

Screeningtest in der 24.-28. Schwangerschaftswoche (GCT, Glucose Challenge Test) 50 Gramm Glukose oral in 200 ml Wasser gelöst unabhängig vom Zeitpunkt der letzten Mahlzeit gegeben. Verdacht auf Gestationsdiabetes im venösen Plasma gemessen ≥ 135 mg/dl (7,5 mmol/l). Wenn positiv (in 30 % der Fälle zu erwarten), Durchführung eines standardisierten oGTT mit folgenden Normwerten.

Venöses Plasma	mg/dl	mmol/l
Nüchtern	92	5,1
Nach 60 Minuten	180	10,0
Nach 120 Minuten	153	8,5

Ein Gestationsdiabetes liegt vor, wenn wenigstens ein Wert pathologisch ist.

Screening (Seit dem 1.10.2013 ist der Screening-Test mit 50 g Glukose in die Mutterschaftsrichtlinie aufgenommen und somit abrechenbar):

Ein Screening sollte wie oben beschrieben bei jeder Schwangeren in der 24.-28. SSW durchgeführt werden. Bei gefährdeten Schwangeren zusätzlich im 1. Trimenon, bei negativem Befund im 2. und 3. Trimenon der Schwangerschaft. Gefährdete Schwangere: Über 30 Lebensjahre, Adipositas, diabetische Verwandte 1. Grades, geburtshilflich belastende Anamnese. Der Gestationsdiabetes ist ein vorweg genommener Typ-2-Diabetes in der Schwangerschaft. Deshalb sollte die Mutter im weiteren Verlauf regelmäßig kontrolliert werden. Bei postpartal normalen Blutglukosewerten sollte 6-12 Wochen nach der Geburt ein 75-g-oGTT durchgeführt werden. Dieser Test erfolgt unabhängig davon, ob gestillt wird.

Wichtig: Zur Diagnostik von Glukosestörungen in der Schwangerschaft neuerdings immer venöse Plasmawerte verwenden; kapilläre Werte sind wegen zu großer Schwankungsbreite und fehlender Validierbarkeit durch Studien nicht zulässig (wichtigste neue Änderung 2011). Bei einem Gelegenheitszucker im Plasma von über 200 mg/dl (11,1 mmol/l) bzw. einer erhöhten Nüchternglukose von über 126 mg/dl (7 mmol/l) besteht der Verdacht auf einen manifesten Diabetes, der durch eine Zweitmessung bestätigt werden sollte. Die Glukosewerte sollten ausschließlich im venösen Plasma direkt gemessen werden oder im venösen Vollblut und dann mit einem Faktor von 1,11 (plus 11 %) in venöse Plasmawerte umgerechnet werden. Die Blutglukosemessungen müssen Laborstandard erfüllen. Handmessgeräte zur kapillären Blutglukosemessung sind abzulehnen. Zwingend ist eine qualitätsgesicherte Blutzuckermessmethode, die sowohl intern als auch extern nach Richtlinien der RiLiBÄK-Richtlinie erfolgen. Die Messung soll sofort patientenseitig erfolgen, da Glukosewerte im Blut bei Lagerung instabil sind.

Demaskierung eines monogenen Diabetes MODY 2 (Glucokinase Genmutation): In 2 % der Fälle eines Gestationsdiabetes liegt ein MODY 2 vor (siehe S. 11). Diese Form ist gekennzeichnet durch ein therapeutisch schwer beeinflussbares vitales Überwachstum mit Makrosomie. Selbst sehr hohe Insulindosierungen können die persistierend erhöhten Nüchternglukosewerte nicht entscheidend absenken. An einen MODY 2 sollte bei persistierend erhöhten Nüchternglukosewerten der Mutter, einen nur geringfügig erhöhten Blutglukoseanstieg im oGTT und einem normalen oder nur geringgradig erhöhten HbA1c-Wert sowie einer positiven Familien-anamnese mit einem „milden Typ-2-Diabetes" gedacht werden. Die be-gründete Verdachtsdiagnose des MODY 2 sollte durch Genanalyse gesichert werden (sehr teuer; Aufklärung und schriftliches Einverständnis nach Gendiagnostik-Gesetz erforderlich).

Zur Betreuung und Therapieüberwachung von Schwangeren soll vor allem ein plasmakalibriertes BZ-Messgerät verwendet werden.

Verdacht auf Manifestation eines Typ-1-Diabetes:
Die Diagnose sollte gemäß DDG-Leitlinie gesichert und umgehend eine intensivierte Insulinsubstitution eingeleitet werden.

Therapie des Gestationsdiabetes

1. Sofortiger Beginn
2. Ernährungskorrektur
3. Sofortige ambulante Schulung im Diabeteszentrum, bei Komplikationen im stationären Diabeteszentrum

4. Blutzuckerselbstkontrolle mit Tagesprofil, täglich bis zum Ende der Schwangerschaft
5. Schriftlicher Diätplan
6. Bei Bedarf Insulintherapie, sämtliche oralen Antidiabetika und GLP-1-Rezeptoragonisten kontraindiziert! Therapieziel nüchtern/präprandial: 65-95 mg/dl (3,6-5,3 mmol/l), Blutzuckermittelwert bei Messungen 1 Stunde postprandial: < 140 mg/dl (7,8 mmol/l), 2 Stunden postprandial: < 120 mg/dl (6,7 mmol/l)
7. Ca. 20 % der Patientinnen mit Gestationsdiabetes benötigen eine Insulintherapie. Blutzuckerselbstkontrolle: täglich! Bei Ernährungstherapie mindestens viermal: nüchtern, jeweils 1 Std. postprandial (Hauptmahlzeiten); bei Insulintherapie mindestens siebenmal: nüchtern, jeweils vor und 1 Std. postprandial

Bei Erstvorstellung in den ersten zwei Wochen täglich viermal: nüchtern, jeweils 1 Stunde postprandial (Hauptmahlzeiten).

Wenn an mindestens zwei Tagen mindestens zwei Messungen pathologisch sind, Sechspunkteprofil mit zusätzlich präprandialen Messungen. Zwei Wochen nach Diagnose sollte unter Berücksichtigung der Messergebnisse und der biometrischen Daten (fetale Ultraschallmessung, BMI der Mutter) erstmals entschieden werden, ob die Therapie mit Ernährungstherapie oder zusätzlicher Insulintherapie fortgeführt wird. Liegen innerhalb einer Woche mehr als 50 % der Werte oberhalb des Zielbereiches sollte eine Insulintherapie auch ohne Vorliegen fetaler Ultraschallergebnisse erwogen werden. Dies gilt ebenso bei Nüchternwerten, die über 110 mg/dl (6,1 mmol/l) oder postprandial über 162 mg/dl (9,0 mmol/l) gemessen werden.

Sind unter Ernährungstherapie innerhalb der ersten zwei Wochen die Werte im Zielbereich, kann eine einzelne Messung im Rotationsverfahren täglich ausreichend sein, welche dann zusätzlich alle 1-2 Wochen durch ein Vier- oder Sechspunkteprofil zu ergänzen ist. Die Blutglukoseselbstmessung soll regelmäßig überprüft werden (Kontrolle der Selbstkontrolle), Tagebuchdokumentation ist obligat; Therapiekontrollen regelmäßig alle zwei Wochen bei einem im Umgang mit Schwangeren erfahrenen Diabetologen. HbA1c-Messung bei Vorstellung und Diagnose, zur Therapiekontrolle hat der HbA1c in diesem Fall keine Bedeutung, kann jedoch als Gegenkontrolle der Blutzuckerselbstmessung und frühzeitiger Trenderkennung zur Stoffwech-selverschlechterung hilfreich sein.

Adäquate Dokumentation der Selbstkontrolle ist obligat. Bei übergewichtigen Schwangeren mit kalorienreduzierter Kost sollten in der ersten Woche täglich Urinketonmessungen vor dem Frühstück aus dem frisch gelassenen Urin durchgeführt werden, danach 1-2 mal wöchentlich. Sie dienen dazu,

eine übermäßige Schwangerschaftsketonämie und hieraus resultierender fatale Ketoazidose für den Feten zu verhindern. Häufigste Ursache ist eine durch die Schwangere herbeigeführte Hungerketonämie zur Vermeidung einer Insulintherapie.
Der entscheidende Therapieeinstellungswert bei Gestationsdiabetikerinnen ist der Einstunden-pp-Wert im Gegensatz zur sonstigen Diabetestherapie.

Therapiekontrollen

Regelmäßig alle 2-3 Wochen bei im Umgang mit Schwangeren erfahrenem Diabetologen. HbA1c-Messung alle 2-3 Wochen, Ziel unter 5,5 % (in der Schwangerschaft HbA1c 20 % niedriger), als Gegenkontrolle der Blutzucker-Selbstmessung und frühzeitiger Trenderkennung zur Stoffwechselverschlechterung (siehe Seite 111).

Adäquate Dokumentation der Selbstkontrollwerte ist obligat.

Es wird empfohlen ab der 24. Schwangerschaftswoche monatlich Vorsorgeuntersuchungen durchzuführen, um die Entstehung einer fetalen Makrosomie zu erfassen. Eine Modifikation der Blutglukosezielwerte in Abhängigkeit vom Wachstumsmuster des Feten soll sowohl eine Über- als auch eine Untertherapie vermeiden helfen. Bei der Mutter sind insbesondere auf Zeichen von Harnwegs- und Vaginalinfektionen zu achten.

Schwangere mit insulinpflichtigem Gestationsdiabetes sollten bei einem makrosomen Kind unbedingt in einer Geburtsklinik mit Neonatologie entbunden werden, um eine optimale Primärversorgung zu gewährleisten.

Ernährung

Energiezufuhr:
Kohlenhydratanteil 40-50 %, Proteinanteil 20 %, Fettanteil 30-35 %

Energiezufuhr	35-40 kcal pro Kilo Körpergewicht bei BMI	< 18,5 kg/m²
	30-34 kcal pro Kilo Körpergewicht bei BMI	18,5-24,9 kg/m²
	25-29 kcal pro Kilo Körpergewicht bei BMI	25,0-29,9 kg/m²
Unter	20 kcal pro Kilo Körpergewicht bei BMI	≥ 30 kg/m²

Die gewünschte Gewichtszunahme in der Schwangerschaft orientiert sich am präkonzeptionellen BMI:

bei BMI	< 18,5 kg/m²	Gewichtszunahme 12,5-18 kg
bei BMI	18,5-24,9 kg/m²	Gewichtszunahme 11,5-16 kg
bei BMI	25,0-29,9 kg/m²	Gewichtszunahme 7–11,5 kg
bei BMI	≥ 30 kg/m²	Gewichtszunahme 5-9 kg

- Verteilung der Mahlzeiten nach Kilokalorien:
  Frühstück 10 %, erster Snack 10 %, Mittagessen 30 %, zweiter Snack 10%, Abendessen 30 %, dritter Snack 10 %

Auf eine kontrollierte Gewichtszunahme sollte insbesondere bei übergewichtigen und adipösen Patientinnen geachtet werden.

CAVE: Wegen ausgeprägter Insulinresistenz in den Morgenstunden sollte das Frühstück so klein wie möglich sein.

Insulintherapie: Sofortige Einleitung, wenn Blutzuckerwerte aus dem Zielbereich laufen. Empfohlene Insulinstrategie: ICT mit anfänglicher Insulintagesdosis von 0,3–0,5 I.E. Humaninsulin pro kg aktuellem Körpergewicht. Zu Beginn der ICT wird meist keine Basalinsulingabe benötigt. Basalinsulingabe wird dann angesetzt, wenn Nüchternblutzuckerwerte über dem Zielbereich liegen. Die Insulinpumpentherapie wird begonnen, wenn ein ausgeprägtes Dawn-Phänomen besteht oder stark schwankende Blutzuckerwerte die Zielwerte nicht erreichen lassen; Indikation frühzeitig stellen! Circa 20 % der Schwangeren mit Gestationsdiabetes benötigen eine Insulintherapie.

Für den Einsatz von Insulinen – Humaninsulin kann und wird generell in der Schwangerschaft eingesetzt – unterliegen mittlerweile auch die Analoginsuline Lispro und Aspart laut Fachinformationen keinen Einschränkungen, für Glulisin liegen begrenzte Erfahrungen vor. Der Erfahrungshorizont aufgrund von Fallmeldungen über den Einsatz dieser Insuline, den Schwangerschaftsverlauf sowie den Schwangerschaftsausgang bei den Zulassungsbehörden ist nur bezüglich der unterschiedlichen Fallzahlen und der bisherigen Verwendungsdauer unterschiedlich: mit Humaninsulin gibt es seit 1982/83 Erfahrungen, während bei Insulin glulisin mit dem Einsatz seit 2004 die Erfahrungen am kürzesten sind (siehe auch S. 55). Für Insulin glargin liegen weitreichende Erfahrungen mit mehr als 1.000 Schwangerschaftsausgängen vor. Für Insulin detemir gibt es eine klinische Studie mit 310 schwangeren Frauen mit Typ-1-Diabetes (152 mit Detemir, 158 mit NPH-Insulin) sowie Daten über 250 Schwangerschaftsausgänge. Details liefern die aktuellen Fachinformationen der Insuline.

Da Insulin die Plazentaschranke nicht passiert, besteht für das Kind kein erhöhtes Risiko. Risiken entstehen grundsätzlich bei einem Diabetes bedingt durch mangelhafte Stoffwechselführung der Mutter und den sich im Laufe der Schwangerschaft veränderten Insulinbedarf für Mutter und Kind, sowohl durch mütterliche Hyper- als auch Hypoglykämien. Eine sorgfältige Überwachung des Blutzuckerspiegels ist daher besonders wichtig. Für die Stillzeit ergeben sich ebenfalls keine Einschränkungen, da eventuell oral über die Muttermilch aufgenommenes Insulin als Eiweiß im Magen-Darm-Trakt zu Aminosäuren abgebaut wird.

INSULINBEDARF IN DER SCHWANGERSCHAFT

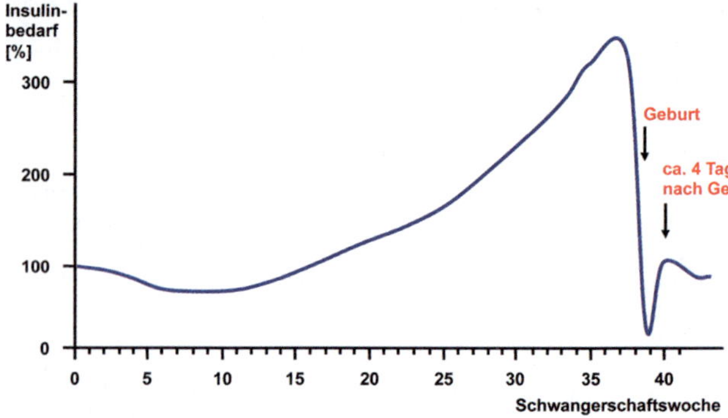

CAVE: Fettarme Ernährung erleichtert die Blutzuckereinstellung in der Schwangerschaft enorm.

Diabetes und Schwangerschaft:
Für Frauen mit Typ-1- oder Typ-2-Diabetes in der Schwangerschaft gelten die gleichen Therapierichtlinien wie für Gestationsdiabetikerinnen (siehe oben).

CAVE: Bei Typ-2-Diabetikerinnen müssen mit Beginn der Schwangerschaft umgehend sämtliche oralen Antidiabetika und GLP-1-Rezeptoragonisten abgesetzt werden.

DIABETES BEI KINDERN UND JUGENDLICHEN

Einleitung

Die Definition und Klassifikation von Diabetes mellitus im Kindes- und Jugendalter unterscheidet sich nicht von der bei Erwachsenen (siehe S. 8 ff.). Dennoch ergeben sich eine Reihe von Besonderheiten in der pädiatrischen Diabetologie:

a.) Die Betreuung von Kindern und Jugendlichen ist aufwändig und bedeutet immer eine Betreuung von Kindern und ihren Familien.

b.) Typ-1-Diabetes mellitus steht mit über 95 % aller Erkrankten in dieser Altersgruppe im Vordergrund, wohingegen Typ-2-Diabetes in Deutschland lediglich 1,5 % der jugendlichen Diabetiker betrifft und vor dem

10. Lebensjahr kaum anzutreffen ist. Die Gruppe der sogenannten MODY-Diabetesformen wurde in den letzten Jahren zunehmend auch im Kindes- und Jugendalter diagnostiziert und erreicht eine ähnlich Häufigkeit wie Typ-2-DM (ca. 1,5 %).

c.) Bereits bestehende Folgeerkrankungen spielen in der pädiatrischen Diabetologie eine untergeordnete Rolle, sollten aber unter dem Gesichtspunkt ihrer Vermeidung beachtet werden. Begleiterkrankungen wie Hashimoto-Thyreoiditis und Zöliakie sind hingegen bei Kindern und Jugendlichen immer wieder anzutreffen.

d.) Der Insulinbedarf ändert sich altersabhängig.

e.) Die Verantwortlichkeit für die Diabetestherapie ändert sich mit den Entwicklungsphasen. Bei Kleinkindern führen die Eltern die Therapie durch, Jugendliche führen die Therapie vorwiegend eigenverantwortlich durch. In der Pubertät ergeben sich bezüglich des Insulinbedarfs und der psychologischen Betreuung Besonderheiten.

f.) Kleinkinder haben häufiger eine instabile Stoffwechsellage (Briddle Diabetes).

Merke: Kinder und Jugendliche mit Diabetes mellitus sollen von interdisziplinären Teams betreut werden, die sowohl in Pädiatrie als auch in Diabetologie Expertise aufweisen.

Epidemiologie:

In Deutschland, sowie in den meisten europäischen Ländern, überwiegt im Kindes- und Jugendalter nach wie vor der Diabetes mellitus Typ 1 mit einem Anteil von deutlich über 95 % aller Diabetes-Erkrankungen. Die Inzidenz des Diabetes mellitus Typ 1 weist weltweit und auch innerhalb Europas deutliche Unterschiede auf. Die höchste Inzidenz für Kinder und Jugendliche zwischen 0 und 14 Jahren findet man in Finnland (> 30/100.000/Jahr). Für Gesamtdeutschland liegen zur Diabetes-Inzidenz keine Daten vor, in Baden-Württemberg, Nordrhein-Westfalen und Sachsen werden seit mehreren Jahren Inzidenzerhebungen durchgeführt. Für Baden-Württemberg beträgt die Inzidenz aktuell 19,4/100.000/Jahr (0-14 Jahre). Weltweit zeigte sich in den letzten Jahrzehnten eine deutliche Zunahme der Inzidenz des Diabetes mellitus Typ 1 bei Kindern und Jugendlichen. Die Prävalenz für Typ-2-Diabetes mellitus bei Kindern und Jugendlichen (0-20 Jahre) liegt in Deutschland bei ca. 2,3/100.000. Neonataler Diabetes mellitus, definiert als Beginn des Diabetes vor dem 6. Lebensmonat und einer Dauer von mehr als 6 Wochen, tritt in Deutschland mit einer Inzidenz von 1/86.000 Lebendgeborenen auf.

Diagnose:
Die diagnostischen Kriterien des kindlichen Diabetes unterscheiden sich prinzipiell nicht von denen bei Erwachsenen (siehe S.16) Die Verdachtsdiagnose des Typ-1-Diabetes kann meist schon anhand der typischen klinischen Zeichen, wie Polydipsie, Polyurie, Gewichtsverlust etc. gestellt werden. Nächtliches Einnässen, nachdem die Kinder bereits trocken waren, ist immer hochverdächtig auf Diabetes mellitus. Insbesondere Vorschulkinder fallen oft auch primär durch Bauchschmerzen und Erbrechen auf und nicht selten wird zunächst die Fehldiagnose einer Gastroenteritis gestellt. Ein frühzeitig durchgeführter Urintest auf Glukose kann hier rasch Klarheit schaffen. Ein oraler Glukosetoleranztest ist im Kindes- und Jugendalter nur selten zur Diagnosesicherung erforderlich. Bei Verdacht auf Diabetes mellitus muss umgehend eine Abklärung und ggf. Therapie erfolgen. Insbesondere Vorschulkinder können innerhalb von Stunden eine lebensbedrohliche Ketoazidose entwickeln.

Labordiagnostik bei Diabetesmanifestation im Kindesalter

Blutglukose, Ketonkörper/Glukose im Urin, Blutgasanalyse.
Elektrolyte, Kreatinin.
HbA1c, C-Peptid, GAD-AK, Inselzell-AK.

Nach Stoffwechselnormalisierung empfiehlt sich die Bestimmung folgender Kontrollparameter zur Abschätzung von begleitenden Risikofaktoren: Nüchtern-Lipidstatus (Triglyzeride, Gesamtcholestein, HDL-Cholesterin, LDL-Cholesterin) Schilddrüsenhormone, Schilddrüsen-Antikörper (Anti-Thyroxin-Peroxidase, Anti-Thyreoglobulin), Gliadin-Antikörper bzw. Transglutaminase-Antikörper.

Insulintherapie:
Die intensivierte konventionelle Insulintherapie (ICT) und die Insulinpumpentherapie (CSII) sind heutzutage die bevorzugten Therapieformen bei Kindern und Jugendlichen mit Typ-1-Diabetes, wohingegen die konventionelle Insulintherapie (CT) oder eine Insulintherapie unter Verwendung fester Mischungen keinen Stellenwert haben. Neben Humaninsulinen (Normalinsulin, NPH-Insulin) kommen bei Kindern und Jugendlichen zunehmend kurz- und langwirksame Insulinanaloga zum Einsatz. Hierbei sind allerdings **Zulassungsbeschränkungen** zu berücksichtigen: Bei den kurzwirksamen Analoga bestehen für Insulin lispro keine Altersbeschränkung, Insulin aspart ist ab 2 Jahren und Insulin glulisin ab 6 Jahren zugelassen. Von den langwirksamen Analoga sind Glargin und Detemir ab 2 Jahre zugelassen. Die Auswahl der Insuline und die Art der Insulintherapie

erfolgt immer individuell unter Berücksichtigung des Entwicklungsstandes der Kinder, der familiären Bedürfnisse und Verhältnisse. Man sollte Kindern, Jugendlichen oder ihren Eltern keine bestimmte Therapieform aufzwingen.

Bei **Vorschulkindern** kommt in den letzten Jahren zunehmend die Insulinpumpentherapie zum Einsatz und wird mittlerweile auch von den Kassen als primäre Therapieform bei Manifestation akzeptiert. Eine umfassende, strukturierte Schulung aller an der Betreuung der Kinder beteiligten Personen ist eine Grundvoraussetzung für eine erfolgreiche Insulinpumpentherapie in dieser Altersgruppe. Die Insulinpumpentherapie hat gegenüber der ICT den Vorteil, dass multiple tägliche Insulininjektionen entfallen und bei oft noch unregelmäßigem Essverhalten mehr Flexibilität bezüglich der **Bolusgaben** besteht. Die Rate schwerer Hypoglykämien liegt bei Kindern dieser Altersgruppe mit CSII deutlich niedriger als in der ICT. Eine grundsätzliche Überlegenheit der CSII gegenüber einer ICT ist aber bislang auch im Vorschulalter nicht belegt. Insbesondere bei Kleinkindern, die in der Remissionsphase einen sehr geringen Insulinbedarf haben, hat auch weiterhin die ICT ihren Stellenwert.

Es sind **Basalraten** für Kinder und Jugendliche erarbeitet worden. Als Richtlinie nimmt man ca. 0,4 E/kg Körpergewicht als Tagesbasalrate. Es sind Basalraten-Schieber für Kleinkinder und Jugendliche verfügbar. Der **prandiale Insulinbedarf** ist individuell sehr unterschiedlich und liegt im Vorschulalter bei ca. 0,2-0,4 E/KE. Die tageszeitliche Variation des prandialen KE-Bedarfs ist im Vorschulalter meist weniger ausgeprägt als bei Jugendlichen und Erwachsenen.

Im **Grundschulalter** sollte sich die Wahl der Insulintherapie nach den konkreten Lebensverhältnissen richten. Die Kinder in diesem Alter sind oft schon in der Lage ihre Therapie aktiv mit zu gestalten, brauchen aber noch Hilfe z. B. beim Berechnen der KEs, der Insulindosis und bei der Insulininjektion. Es empfiehlt sich den Insulindosierungsplan nicht zu kompliziert zu gestalten. Natürlich ist die CSII auch in dieser Altersgruppe eine Therapieoption.

Bei **Jugendlichen** sollte die Entscheidung über Therapieform vor allem im Konsens mit den Jugendlichen selbst getroffen werden und sie sollten in die Lage versetzt werden, die Insulintherapie eigenständig und eigenverantwortlich durchzuführen. Den Eltern bzw. Erziehungsberechtigten kommt im Wesentlichen eine Beratungs- bzw. Überwachungsfunktion zu. Die Jugendlichen befinden sich oft in einem Spannungsfeld zwischen dem

Wunsch nach größtmöglicher Flexibilität einerseits, die mittels CSII oder ICT mit Analoginsulinen am besten umsetzbar ist und andererseits dem Wunsch nach möglichst geringem Aufwand, d.h. möglichst wenig messen und spritzen zu wollen. In der Pubertätsphase kommt es oft zu ausgeprägter Insulinresistenz und zu Dawn-Phänomen. Der Tagesinsulinbedarf liegt oft deutlich über 1 E/kg Körpergewicht/Tag. Basalratentests sind prinzipiell in jeder Altersgruppe sinnvoll und können helfen den aktuellen basalen Insulinbedarf zu ermitteln. Dies ist insbesondere bei CSII von Bedeutung. Bei Kindern ist eine Fastenperiode von einem ganzen Tag in der Regel nicht zu realisieren. Daher werden fraktionierte Basalratentests empfohlen. Die Voraussetzungen sind die gleichen wie auf S. 65 beschrieben:

Datum		Datum		Datum	
Vormittagsbasalrate: Nur möglich, wenn BZ morgens um ____ Uhr < 140 mg/dl (7,8 mmol/l) isst kein Frühstück, kein Mahlzeiteninsulin Basalinsulin nach Anordnung Nur Wasser und ungesüßten Tee trinken BZ-Messungen bis mittags um ___ Uhr stündlich Dann erst Mittagessen und Mahlzeiteninsulin nach Anordnung		**Nachmittagsbasalrate:** Nur möglich, wenn BZ mittags um ____ Uhr < 140 mg/dl (7,8 mmol/l) isst kein Mittagessen, kein Mahlzeiteninsulin Basalinsulin nach Anordnung Nur Wasser und ungesüßten Tee trinken BZ-Messungen bis abends um ___ Uhr stündlich Dann erst Abendessen und Mahlzeiteninsulin nach Anordnung		**Nächtliche Basalrate:** Nur möglich, wenn BZ abends um ____ Uhr < 140 mg/dl (7,8 mmol/l) isst kein Abendessen, kein Mahlzeiteninsulin Basalinsulin nach Anordnung Nur Wasser und ungesüßten Tee trinken BZ-Messungen bis mittags um ___ Uhr stündlich, danach 2 stündlich Letzte Mahlzeit um _Uhr	
Zeit	**BZ-Kontrollen**	**Zeit**	**BZ-Kontrollen**	**Zeit**	**BZ-Kontrollen**

Der Basalratentest wird abgebrochen bei

- Hypoglykämie
- BZ-Werten > 300 mg/dl (16,7 mmol/l)
- Wenn während des Tests gegessen wurde

Der **prandiale Insulinbedarf** (KE-Faktor) kann relativ einfach ermittelt werden, indem vor und ca. 2 Stunden nach einer genau berechneten (abgewogenen) Mahlzeit Blutzuckerbestimmungen erfolgen. Der präprandiale Blutzuckerwert sollte dafür unter 140 mg/dl (7,8 mmol/l) liegen. Als Zielbereich für den 2-Stunden Postprandialwert gelten BZ-Werte von 100-180 mg/dl (5,6-10,0 mmol/l). In den letzten Jahren wird dem Eiweiß- und Fettgehalt der Nahrung wieder mehr Aufmerksamkeit geschenkt (siehe z. B. „Pizza-Studie") und ggf. mit in die Insulinbilanz einberechnet.
Die KE-Faktoren sind bei Kindern und Jugendlichen sehr variabel und u. a. alters- und gewichtsabhängig. Als Anhalt für die KE-Faktoren dient folgende Tabelle (s. a. Seite 63):

Körpergewicht	Morgens	Mittags	Abends
< 10 kg	0,05-0,1 E/KE	0,05-0,1 E/KE	0,05-0,1 E/KE
10-20 kg	0,1-0,3 E/KE	0,1-0,3 E/KE	0,1-0,3 E/KE
20-40 kg	0,3-0,7 E/KE	0,3-0,5 E/KE	0,3-0,5 E/KE
> 40 kg	1,0-2,0 E/KE	0,7-1,0 E/KE	0,7-1,5 E/KE

Die **Korrekturfaktoren** sind bei Kindern und Jugendlichen ebenfalls individuell unterschiedlich. Als Zielwert gilt in der Regel ein BZ von 100 mg/dl (5,6 mmol/l) bzw. 120 mg/dl (6,7 mmol/l) vor dem Schlafengehen. Folgende Tabelle soll beispielhaft als Richtlinie dienen:

Körpergewicht	Korrekturfaktor (S. 64)	
< 10 kg	0,10 E senkt um 50 mg/dl;	2,8 mmol/l
10-20 kg	0,25 E senkt um 50 mg/dl;	2,8 mmol/l
20-40 kg	0,50 E senkt um 50 mg/dl;	2,8 mmol/l
40-60 kg	1,00 E senkt um 50 mg/dl;	2,8 mmol/l
> 60 kg	1,00 E senkt um 30-40 mg/dl;	1,66-2,22 mmol/l

Anpassung der Insulindosis in Sondersituationen

- bei fieberhaften Infektionen: Insbesondere Kleinkinder haben jährlich mehrfach fieberhafte Infekte. Der Insulinbedarf steigt einerseits bei Infektionen, andererseits führt der verminderte Appetit zu einem geringeren prandialen Insulinbedarf. Eine Anhebung der Basalinsulindosis um 10-20 % bewährt sich in vielen Situationen. Bei Brechreiz oder Erbrechen ist eine postprandiale Insulingabe (vorzugsweise schnelles Analoginsulin) sinnvoll. Zur Vermeidung einer Ketoazidose sollten bei BZ > 240 mg/dl

(13,3 mmol/l) Ketonkörper gemessen werden und ggf. eine Therapie der Ketoazidose eingeleitet werden (siehe auch S. 83).

- **Perioperative Insulintherapie:** Vor geplanten kürzeren Operationen (z. B. Leistenhernie) sollte abends unbedingt die reguläre Basalinsulinmenge verabreicht werden. Am Morgen der Operation dann ggf. die Basalrate reduzieren (um 20-50 %) und postoperativ die morgendliche Restmenge geben. Normalinsulin bzw. kurzwirksames Analoginsulin vor OP als Korrekturinsulin geben. Intraoperativ bei BZ > 250 mg/dl (13,9 mmol/l) entsprechend dem individuellen Korrekturschema i.v. korrigieren. Intraoperativ Infusion von 5 %iger Glukoselösung in 0,45 %iger NaCl-Lösung entsprechend dem Erhaltungsbedarf kontinuierlich verabreichen. Bei Notfalloperationen sollte Insulin über einen Perfusor kontinuierlich verabreicht werden (0,05-0,1 E/kgKG/Stunde). Ein engmaschiges intraoperatives BZ-Monitoring ist obligat.
- **Bei sportlichen Ereignissen** gilt als Faustregel eine zusätzliche KE je angefangene Stunde sportlicher Betätigung. Bei längeren Sportveranstaltungen (z.B. Ganztagsturniere) empfiehlt es sich die Basalrate (vorher und nachher) um ca. 20 % abzusenken.
- **CAVE:** Blutzuckersenkender Effekt der sportlichen Betätigung wirkt teilweise über Stunden oder in die Nacht hinein.
- **Bei Reisen** in warme Länder muss die Basalrate meist deutlich reduziert werden (wenigstens 20 %). Auch der prandiale Insulinbedarf sinkt, insbesondere bei Strandurlauben, oft um bis zu 50 %. Durch gezieltes und regelmäßiges BZ-Messen am Urlaubsort lässt sich der individuelle Insulinbedarf meist problemlos ermitteln. Auch bei Ski-Urlaub ist es meist erforderlich, die Insulinmenge zu reduzieren.

Schulung

Initialschulung bei Diabetesmanifestation:

Die Erstschulung erfolgt in der Regel als Individual- bzw. Familienschulung. Alle Personen, die an der Betreuung der Kinder und Jugendlichen beteiligt sind, sollten nach Möglichkeit geschult werden (ggf. auch Großeltern). Die Schulung erfolgt immer interdisziplinär unter Beteiligung von Pflegepersonal, Diabetesberatern, Diätassistenten, Psychologen, Sozialarbeitern und Ärzten. Ein schriftliches Curriculum, das sich an zertifizierten Schulungsprogrammen orientiert (siehe Seite 20 ff.), sollte vorhanden sein. Die Schulungseinheiten sollten mit Datum und Teilnehmenden dokumentiert werden.

Die folgende Tabelle gibt beispielhaft einen Überblick über eine strukturierte Initialschulung:

Thema	UE á 45 min	Berufsgruppe
Erstgespräch: Diagnoseeröffnung	1	Arzt
1.1 Was ist Diabetes?	1	Arzt
1.2 Insulintherapie - Grundlagen	1	Arzt
1.2.1 Insulintherapie – Praktische Anwendung	2	Pflegepersonal
1.3 Selbstkontrollen	1	Diabetesberater/ Pflegepersonal
1.4 Unterzucker (Hypoglykämie) - erkennen und behandeln	1 1	Diabetesberater/ Arzt
1.5 Sondersituationen: Diabetes-u. Sport, Reisen, Infekte	1	Diabetesberater
1.6 Diabetes heute und später	1	Arzt
2.1 Nahrungsmittel und ihr Einfluss auf den Blutzucker	2	Diabetesberater/ Diätassistentin
2.2 Essen und Insulin im Gleichgewicht/glykämischer Index	2	Diabetesberater/ Diätassistentin
2.3 Thema „Süssen“: Zucker und Zuckeraustauschstoffe	2	Diabetesberater/ Diätassistentin
2.4 Umsetzung der insulinangepassten Ernährung im Alltag	2	Diabetesberater/ Diätassistentin
3. Diabetes, was nun? Umgang mit der „neuen Situation“ im Familienalltag	1	Psychologe
4. Sozialrechtliche Beratung	1	Sozialarbeiter
Abschlussgespräch: Wie geht es weiter? ambulante Betreuung etc.	1	Arzt

Bei Bedarf werden Schulungseinheiten ausgeweitet oder wiederholt. Strukturierte Folgeschulungen sollten dann idealerweise in 2-jährigen Abständen bzw. bei Bedarf möglichst als altersangepasste Gruppenschulungen erfolgen. Diese können je nach den strukturellen Gegebenheiten ambulant, teilstationär, stationär oder im Rahmen von Reha-Maßnahmen durchgeführt werden. Bei Bedarf sollten ggf. individuelle Folgeschulungen erfolgen (z.B. bei Therapieumstellung, vor Reisen, nach Ketoazidosen etc.).

Langzeitbetreuung:

Kinder und Jugendliche mit Diabetes werden meist über Jahre hinweg in einem diabetologischen Zentrum betreut. Somit ist eine kontinuierliche Begleitung in den unterschiedlichen Entwicklungsphasen gewährleistet. Ziel der Langzeitbetreuung sollte es sein, den Kindern eine normale seelische und körperliche Entwicklung zu ermöglichen. Das beinhaltet die Teilnahme an allen alters entsprechenden Aktivitäten, wie Sportwettkämpfen, schulischen Aktivitäten, Reisen etc. Andererseits müssen Kinder und Jugendliche mit Diabetes auch lernen, dass sie die gleichen Pflichten wie Gleichaltrige haben. Die Kinder und Jugendlichen sollten im Laufe der Entwicklung zunehmend Eigenverantwortung für die Behandlung ihres Diabetes übernehmen. Bei alldem soll natürlich das Risiko für Folgeerkrankung so gering wie möglich gehalten werden.

Die ambulanten Routinekontrollen erfolgen nach Manifestation zunächst engmaschiger (z.B. in 4-6-wöchigen Abständen), später in der Regel in 3-Monatsintervallen. Bei diesen Vorstellungen werden regelmäßig Blutdruck, Länge, Gewicht und HbA1c bestimmt, ferner werden anhand der Diabetestagebücher Therapieprobleme erörtert und die Therapie angepasst. Einmal jährlich sollte eine diabetesspezifische Vorsorgeuntersuchung erfolgen, bei der neben der kompletten körperlichen Untersuchung (Länge, Gewicht, Blutdruck) klinische und paraklinische Parameter zu Früherkennung von Begleit- und Folgeerkrankungen bestimmt werden. Ferner sollte ab 5 Jahren Diabetesdauer bzw. ab dem 11. Lebensjahr 1 x jährlich eine augenärztliche Untersuchung zur Anamnese einer diabetischen Retinopathie erfolgen.

Parameter der Jahresuntersuchung:

Klinische Untersuchung:	Ganzkörperstatus, inkl. Körperlänge, Körpergewicht, RR, Struma?, Pubertätsstadium nach Tanner; Füße: Vibrationsempfinden mit Stimmgabel, Reflexe; Augen: Augenhintergrund in Mydriasis
Labordiagnostik:	
Urin	Albumin/Kreatinin Quotient im Spontan-Urin oder Albuminausscheidung im Morgenurin
Blut	Blutbild, Kreatinin, GPT, TSH, T3, T4, Anti-TPO, Anti TG, Gliadin-/Transglutaminase-AK
Apparative Diagnostik: (nur bei Auffälligkeiten)	Sonographie der Schilddrüse (bei Struma oder auffälligen Schilddrüsenwerten) 24-Stunden-RR-Messung (bei wiederholt erhöhten Einzel-RR-Messung oder bei Albuminurie)

Etwa ab dem 16. Lebensjahr sollte mit dem Jugendlichen die Transition in die Erwachsenendiabetologie vorbereitet werden. Hierzu haben sich in den letzten Jahren erfreulicherweise zunehmend Transitionssprechstunden oder Transitionsschulungen, die gemeinsam von Kinderdiabetologen und internistischen Diabetologen durchgeführt werden, etabliert. Ein junger Erwachsener mit Diabetes sollte grundsätzlich in einer diabetologischen Schwerpunktpraxis oder in einem Diabeteszentrum betreut werden.

Oraler Glukose-Toleranz-Test (o-GTT) bei Kindern und Jugendlichen:
Der o-GTT ist bei Kindern und Jugendlichen nur in Zweifelsfällen erforderlich und ist bei bereits manifestem Diabetes mellitus kontraindiziert. Die Voraussetzung für die Durchführung sind auf Seite 18 dargelegt und gelten in gleicher Weise für Kinder und Jugendliche.
Durchführung: Es empfiehlt sich die Anlage einer Venenverweilkanüle. Nach einer Nüchtern-Plasmaglukose-Bestimmung (ggf. auch Insulinbestimmung) erhält der Patient 1,75 g/kg KG Glukose (max. 100 g) oral und es erfolgen Bestimmungen der Blutglukose (ggf. auch Insulin) nach 30, 60 und 120 Min.

Perzentilenkurven BMI für Jungen
(nach: Kromeyer-Hausschild et al. 2001

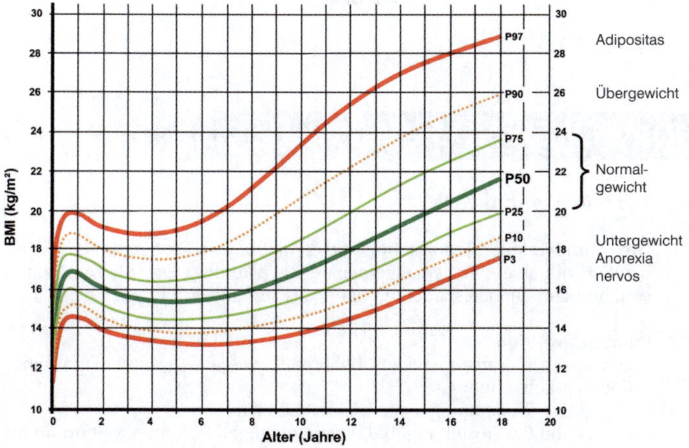

Perzentilenkurven BMI für Mädchen

(nach: Kromeyer-Hausschild et al. 2001

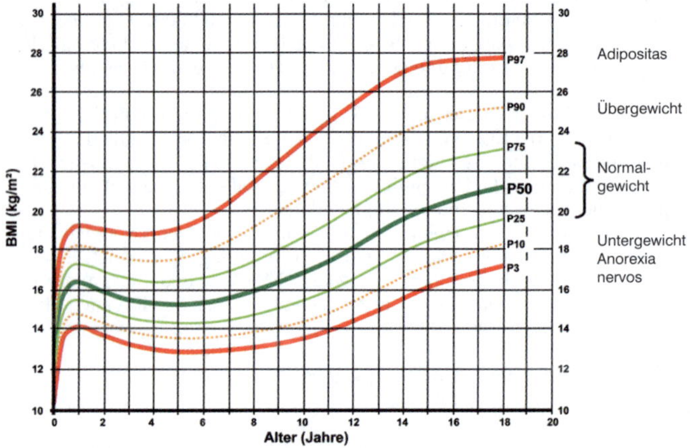

DIABETES UND FOLGEERKRANKUNGEN

1. Diabetes und KHK

Die kardiovaskuläre Morbidität und Letalität von Diabetespatienten ist deutlich höher als in der allgemeinen Bevölkerung. Der Myokardinfarkt verläuft beim Diabetespatienten häufig als stumme Ischämie.

Primärprävention

- Lebensstiländerung: Gewichtsabnahme, Bewegung, gesunde Ernährung, Raucher-Entwöhnung
- Aggressive RR-Senkung (erste Wahl: ACE-Hemmer)
- Normnahe BZ-Einstellung (bei übergewichtigen Personen Metformin als orales Antidiabetikum der ersten Wahl erwägen)

- Lipidsenkende Therapie
- Bei kardiovaskulären Risiken ASS niedrigdosiert erwägen

Management der manifesten KHK

- Thrombolyse und andere revaskularisierende Maßnahmen nach Herzinfarkt
- Langzeittherapie mit ASS bei KHK
- Kardioselektive Beta-Blocker nach Herzinfarkt
- ACE-Hemmer nach Herzinfarkt/Herzinsuffizienz (innerhalb 48 h nach Infarktgeschehen)
- Lipidsenkende Therapie - Zielwert LDL-Cholesterin < 100 mg/dl (2,6 mmol/dl); bei medikamentöser Therapie sind Statine zu bevorzugen

2. Diabetes und arterielle Hypertonie

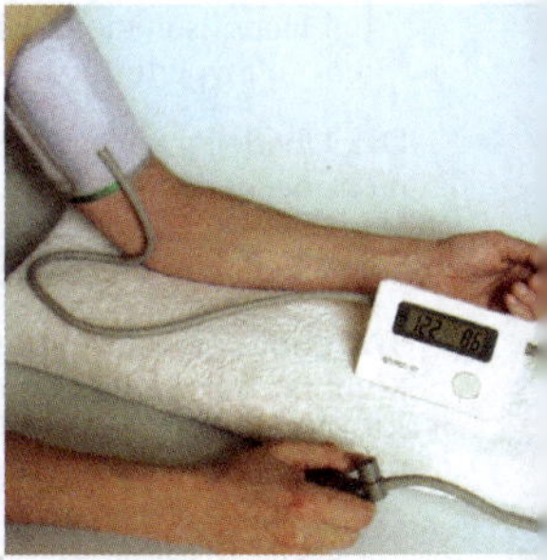

Sowohl bei Typ-1- als auch bei Typ-2-Diabetespatienten tritt eine arterielle Hypertonie gehäuft auf. Das Risiko kardiovaskulärer Krankheiten, aber auch mikrovaskulärer Komplikationen ist erhöht, wenn gleichzeitig eine Hypertonie vorliegt. Die Blutdrucksenkung führt zu einer hochsignifikanten Reduktion kardiovaskulärer Ereignisse und Todesfälle sowie zur Progressionshemmung von Nephropathie und Retinopathie.

Antihypertensive Therapie

Grundsatz:
je niedriger der Blutdruck einstellbar, umso besser!

CAVE: Auf korrekte Blutdruckmessung achten! Ambulante 24-h-RR-Messung zum Überprüfen der Einstellung.

1. Änderung der Lebensgewohnheiten

- Hypertonieschulung
- Körperliche Aktivität erhöhen
- Gesunde Ernährung, Erhöhung des Anteils mehrfach ungesättigter Fettsäuren, gemüsereich, fettreduziert
- Kochsalzrestriktion, auf 4-6 g/d
- Alkohol reduzieren, nicht über 30 g/d
- Nicht Rauchen!
- Gewichtsreduktion

2. Medikamentöse Therapie

Beginn der Monotherapie erfolgt unter Berücksichtigung von Begleiterkrankungen und Kontraindikationen: Alle fünf großen Substanzklassen sind gleichwertig für die Initial- und Dauertherapie geeignet.

- **ACE-Hemmer oder AT1-Rezeptor-Blocker**
  vor allem bei Nephropathie und/oder Herzinsuffizienz
- **Kardioselektive Beta-Blocker**
  vor allem bei KHK, bevorzugtes Medikament nach Myokardinfarkt
- **Calciumantagonist**
  vor allem bei isolierter systol. Hypertonie
  kurzwirksame Calciumantagonisten sind ungeeignet
- **Diuretika**
  bei Herzinsuffizienz besonders geeignet in Kombination der vorgenannten Antihypertensiva

Die Überlegenheit von AT1-Blockern gegenüber ACE-Hemmern ist bisher nicht nachgewiesen. Der Renin-Inhibitor Aliskiren (Rasilez®) findet in den aktuellen Leitlinien noch keine Berücksichtigung, scheint aber insbesondere bei Patienten mit diabetischer Nephropathie die Proteinurie zu reduzieren.

3. Kombinationstherapie

Kombination, wenn nach 4-6 Wochen die Zielwerte nicht erreicht werden. Alle Kombinationen sind prinzipiell möglich. (Ausnahme: Verapamil und Beta-Blocker)

4. Reservemedikation

Alpha1-Blocker: langwirksame Präparate, Cave: Orthostase
Alpha2-Rezeptor-Agonisten, z. B. Clonidin, Moxonidin
Bei Schwangerschaft: Alpha-Methyl-Dopa, Dihydralazin, Beta-Blocker

3. Diabetes und periphere arterielle Verschlusskrankheit (pAVK)

Diabetische Fußulcera sind sehr häufig mit arteriellen Durchblutungsstörungen verbunden.

Formen des diabetischen Fußyndroms:

- ➡ Neuropathisch-infizierter Fuß (62 %)
- ➡ Makroangiopathisch-ischämischer Fuß (13 %)
- ➡ Neuropathisch-ischämischer Fuß (25 %)

Bei Patienten ohne Diabetes liegt oft ein Verschluss der femoral-poplitealen Gefäßachse vor.

Bei Diabetespatienten liegt dagegen oft ein langstreckiger Verschluss der Unterschenkelarterien kombiniert mit Aussparungen der Fußarterien vor. Die Fußgefäße sind häufig wieder partiell offen. Darüber hinaus ist oft der Abgang der A. profunda femoris betroffen, wobei die Becken- und Oberschenkelarterien häufig fast keine Läsionen aufzeigen.

Ist eine Ischämie als Ursache einer peripher nicht heilenden Läsion anzusehen und die Amputation nekrotischer Zehen notwendig, muss bei der weiteren Behandlung immer zuerst die Revaskularisierung des Fußes und erst danach bei verbesserter Durchblutung die notwendige Zehenamputation erfolgen.

Die Anamnese kann bereits Hinweise auf eine pAVK geben
(eingeschränkte Gehstrecke / Nikotinabusus / Lipidstatus / Familienanamnese)

Stadieneinteilung der pAVK: (Klassifikation nach Fontaine)

Stadium I:	asymptomatische AVK
Stadium II:	Claudicatio intermittens
	Stadium IIa: Bei Gehstrecke > 200 m
	Stadium IIb: Bei Gehstrecke < 200 m
Stadium III:	Ruheschmerzen
Stadium IV:	Nekrose / Gangrän
	Stadium IVa: trophische Störung, Nekrosen
	Stadium IVb: bakterielle Infektion der Nekrose

Untersuchungsmethoden:

1. Tasten der Fußpulse:
A. femoralis / A. poplitea / A. dorsalis pedis / A.tibialis posterior: ein tastbarer Puls schließt eine pAVK nicht aus.

2. Verschlussdruckmessung:
Dopplersonographische Bestimmung des Knöchel-Arm-Indexes beider Beine – Normwert: 0,9 - 1,3 (oft verfälscht bei Mediasklerose).
Hierbei wird der systolische Blutdruck der A. brachialis, der A. tibialis posterior sowie der A. tibialis anterior beidseits gemessen. Damit kann der Dopplerindex berechnet werden.

$$\text{ABI (Dopplerindex)} = \frac{\text{systolisch höherer Druck Fuß}}{\text{systolischer Druck Arm}}$$

0,9 - 1,3 - Normalbefund
> 1,3 - Mediasklerose
< 0,9 - pAVK

3. Duplexsonographie:
Nicht invasive Diagnostik, um die Durchblutungssituation hämodynamisch quantifizierbar abzubilden. Der gesamte Gefäßverlauf kann dargestellt werden. Die exakte Lokalisation eines Verschlusses kann festgestellt werden.

4. Röntgen des Skeletts:
Um Zeichen einer Osteomyelitis wie Transparenzerhöhung, Osteolysen oder Sequesterbildung , einer Mediasklerose oder eine Osteoarthropathie zu diagnostizieren.

5. MRT:
Ggf. zur Verlaufskontrolle einer Osteomyelitis. Das MRT ist geeignet, um das Fußkelett im Kontext seines Gefüges mit Muskel und Bandapparat abzubilden.

6. Bildgebung (MR- und DSA-Angiographie):
Heute wird oft primär wegen fehlender Invasivität und Strahlenbelastung die MR-Angiographie durchgeführt. Bei ungenügender Qualität oder bei zweifelhaften Ergebnissen ist nach wie vor die DSA-Angiographie unabdingbar. Hierbei handelt es sich um eine invasive Katheteruntersuchung. Über einen arteriellen Zugang wird die A. femoralis communis punktiert und Kontrastmittel injiziert. Mögliche Komplikation: Nervenverletzung, Hämatombildung. Im Rahmen dieser Untersuchung können Dilatationen und Stentimplantationen erfolgen.

4. Diabetische Nephropathie

Definition Mikroalbuminurie
Erhöhte Urin-Albuminausscheidung zwischen 30 und 300 mg/24 h bzw. 20-200 mg/l (1,1-11,1 mmol/l). Die Mikroalbuminurie ist ein prädiktiver Indikator für eine erhöhte Gesamtletalität.

Vorsorgeuntersuchungen
Bei allen Diabetespatienten sollte zum Zeitpunkt der Diabetesmanifestation jährlich die Urin-Mikroalbuminausscheidung bestimmt werden.

Keine Screening-Untersuchung bei:

Harnwegsinfekten, fieberhaften Infekten, nach körperlicher Anstren-gung, unkontrolliertem Hochdruck, schlecht eingestelltem Diabetes mellitus.

Diagnose:

Erhöhte Urin-Albuminauscheidung zwischen 30 und 300 mg/24 h bzw. 20-200 mg/l.

Zeitlicher Verlauf der diabetischen Nephropathie

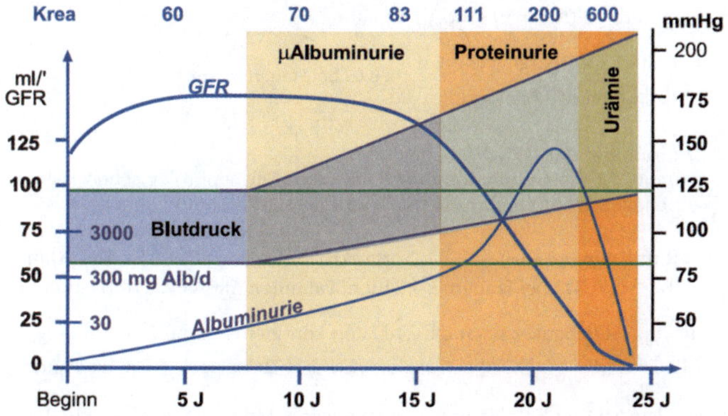

Beeinflussbare Risikofaktoren:

Hyperglykämie, Hypertonie, Rauchen und erhöhte Eiweißzufuhr. Durch Beeinflussung dieser Faktoren kann man die Entwicklung und/oder Progression der diabetischen Nephropathie verhindern oder zumindest verlangsamen.

Stadien der diabetischen Nephropathie (Neu-Klassifikation):

1. Nierenschädigung mit normaler Nierenfunktion
   a) Mikroalbuminurie, Albuminausscheidung 20-200 mg/l, Kreatinin-Clearance > 90 ml/min
   b) Makroalbuminurie, Albuminausscheidung > 200 mg/l, Kreatinin-Clearance > 90 ml/min

2. Nierenschädigung mit Niereninsuffizienz

a) leichtgradig: Albuminausscheidung > 200 mg/l, Kreatinin-Clearance 60-89 ml/min
b) mässiggradig: Albuminausscheidung > 200 mg/l, Kreatinin-Clearance 30-59 ml/min
c) hochgradig: Albuminausscheidung > 200 mg/l, Kreatinin-Clearance 15-29 ml/min
d) terminal: Albuminausscheidung > 200 mg/l, Kreatinin-Clearance < 15 ml/min

Das Serum-Kreatinin gibt die Nierenfunktion nur ungenau wieder, da sie nicht nur von der renalen Kreatininausscheidung, sondern auch durch die endogene Kreatininproduktion beeinflusst wird. Daher ist die Kreatinin-Clearance ein zuverlässiger Parameter.

Formel nach Cockroft (zur Abschätzung der Kreatinin-Clearance):

$$\frac{(140\text{-Alter}) \times \text{Körpergewicht (kg)}}{72 \times \text{Serumkreatinin (mg/dl)}} \;(\times\, 0{,}85 \text{ bei Frauen}) = \text{Kreatinin-Clearance (ml/min)}$$

Bestimmung der GFR

Genauer ist die Bestimmung der GFR (von den nephrologischen Fachgesellschaften empfohlen) nach der Formel des MDRD-Studienkollektivs:

GFR (ml/min/1,73m^2) = 186 x Serumkreatinin (mg/dl)$^{-1,154}$ x Alter (Jahre)$^{-0,203}$ (x 0,742 bei Frauen) x 1,21 (bei Patienten mit schwarzer Hautfarbe)

Für Typ-1-Diabetiker nach DCCT-Daten korrigierte Formel:

MDRD-GFR = exp[5,270-0,3739xlog(SCr)-0,1472xlog(age)-(0,066 bei Frauen)]

Mit dem MDRD-Kalkulator Extended Version (Modification of Diet in Renal Disease), den man Online im Internet nutzen kann: http://nephron.com/cgi-bin/MDRDSI.cgi, ist die Bestimmung der GFR nach obiger Formel sehr einfach.

Therapie

Bei allen Diabetespatienten sollte die RR-Einstellung < 130-140/< 80-85 mmHg angestrebt werden. Alle Patienten mit Mikroalbuminurie oder Proteinurie sollten mit ACE-Hemmern oder Angiotensin-Rezeptorblockern behandelt werden:

- Optimale BZ-Einstellung
- Nikotinverzicht
- Thrombozyten-Aggregationshemmung
- Eiweißzufuhr 0,8-1,0 g/kg Körpergewicht
- LDL-Cholesterinsenkung unter 100 mg/dl

Mitbetreuung durch Nephrologen bei	
RR trotz Intervention	> 149/90 mmHg
Persistierende Proteinurie mit Hypertonie	> 0,3 g/Tag
Kreatininerhöhung	> 1,5-2,0 mg/dl

Sonstige therapeutische Maßnahmen
- Vermeidung von Röntgen-Kontrastmitteln
- Antibiotische Therapie von Harnwegsinfektionen

5. Diabetische Retinopathie

Stadieneinteilung von diabetischer Retinopathie und Makulopathie

Stadium	Leitsyndrom	Therapie
Nicht-proliferative diabetische Retinopathie		
Milde Form	Mikroaneurysmen	Diabetologische Therapie: BZ-Einstellung, RR-Einstellung ASS, ACE Hemmer, ggf. Statine
Mäßige Form	zusätzlich einzelne intraretinale Blutungen perlschnurartiger Venen	Diabetologische Therapie
Schwere Form	"4-2-1-Regel" >20 einzelne Mikroaneurysmen, intraretinale Blutungen in 4 Quadranten oder perlschnurartige Venen in 2 Quadranten o. intraretinale mikrovaskuläre Anomalien (IRMA) in 1. Quadrant	Diabetologische Therapie - Laserkoagulation nur bei Risikopatienten
Proliferative diabetische Retinopathie		
	Papillenproliferation Papillenferne Proliferation	Laserkoagulation
	Glaskörperblutung Netzhautablösung	Laserkoagulation, wenn möglich; sonst eventuell Vitrektomie
Diabetische Makulopathie		
Fokales Makulaödem	Punkt-/fleckenförmige Zone(n) vor Ödem, hartem Exsudaten oder intraretinalen Blutungen am hinteren Pol	Keine Laserkoagulation
	Wie oben, jedoch makulanah visusbedrohende Sonderform - klinisch signifikantes Makulaödem	Gezielte Laserkoagulation
Diffuses Makulaödem	Ausgedehntes Ödem der Makula und darüber hinaus mit harten Exsudaten und intraretinalen Blutungen	Nur in Ausnahmefällen gitterförmige Laserkoagulation; intravitreale Injektion von Medikamenten
Ischämische Makulopathie	Diagnose durch Fluoreszenzangiographie, Untergang des perifoveolaren Kapillarnetzes	Keine Therapie möglich

Die diabetische Retinopathie ist kein Spätsyndrom! Nach 5-jähriger Diabetes-dauer haben Typ-1-Diabetiker bereits eine nachweisbare Schädigung der Retinagefäße. Bei einem Drittel aller Typ-2-Diabetiker wird bei Erstdiagnose bereits eine Retinopathie festgestellt. Bei 10 % aller Menschen, die einen Typ-2-Diabetes entwickeln werden, liegen vor Diabetesmanifestationen Retinaschäden vor. Da Frühsymptome bei diabetischer Retinopathie und Makulopathie fehlen, sollen Screeninguntersuchungen erfolgen. Generelle Empfehlung: Patienten mit Diabetes mellitus sollen einmal jährlich in Mydriasis auf diabetische Retinopathie untersucht werden.

Risikofaktoren: Chronische Hyperglykämie, Hypertonie, Diabetesdauer, hormonelle Umstellung (Schwangerschaft, Pubertät)

6. Diabetische Neuropathie

Der Themenkomplex der diabetischen Neuropathie wird speziell praxisbezogen abgehandelt und enthält nur die wichtigsten klinischen Aspekte.

Klassifikation
Symmetrische Polyneuropathie - fokale und multifokale Polyneuropathie

Die chronische-schmerzhafte Neuropathie ist häufig. Die Patienten klagen über symmetrische Schmerzen in Ruhe, die nachts meist zunehmen. Die Schmerzen sind stechend und einschießend. Die Betroffenen geben Brennen und Taubheitsgefühle an (gehen auf Watte), klagen über Krämpfe und unangenehmes Kribbeln. Muskeleigenreflexe können reduziert sein, eventuell besteht ein Sensibilitätsverlust.
Die akut schmerzhafte Neuropathie ist eher selten. Die Schmerzen sind an den unteren Extremitäten und im Stammbereich lokalisiert.
Die schmerzlose Neuropathie zeigt sich in Form einer reduzierten oder fehlenden Sensibilität bei fehlenden Muskeleigenreflexen.
Bei der diabetischen Amyotrophie zeigt sich ein progredienter, zumeist asymmetrischer Befall der proximalen Oberschenkel- und Beckenmuskulatur mit Schmerzen und Paresen.

Diagnose der Empfindungsstörungen bei diabetischer Neuropathie
- Schmerzempfinden (mit Zahnstocher, Neurotip™)
- Berührungsempfinden-Oberflächensensibilität (mit Wattebausch)
- Temperaturempfinden (mit kalter Stimmgabel oder Tip Therm®)
- Vibrationsempfinden (mit 128-Hz-Stimmgabel am Großzehengrundgelenk), untere Normgrenze bis 30 Jahre 6/8, über 30 Jahre 5/8 am Metatarsale
- Muskeleigenreflexe (Achilles- und Patellasehnenreflex)
- Druckempfinden (mit 10-g-Monofilament an der Plantarseite des Metatarsale 1-2, plantar distal an der Großzehe)

Basismaßnahmen in der Therapie der Polyneuropathie
- Optimierung der BZ-Einstellung, RR-Normalisierung, Alkoholverzicht
- Prophylaxe von Fußschäden (Fußpflege), Patientenschulung

Allgemeine Therapierichtlinien der medikamentösen Therapie der schmerzhaften Polyneuropathie

- Die Wahl des Medikaments und die Dosierung ist individuell abhängig von Wirkung und Nebenwirkung
- Eine (fehlende) Wirksamkeit sollte erst nach einer Behandlungsdauer von 2-4 Wochen unter der höchsten verträglichen Tagesdosis beurteilt werden
- Bei unzureichender analgetischer Wirksamkeit sollte eine Kombinationstherapie einer Monotherapie vorgezogen werden
- In der Kombinationstherapie sind zum Teil niedrigere Tagesdosen notwendig als in der Monotherapie

Medikamentöse Schmerzbehandlung der diabetischen Polyneuropathie:

1. Selektive Serotonin-Noradrenalin-Reuptake-Hemmer (SSNRI)

Wirkmechanismus: Selektive Wiederaufnahmehemmung von NA und 5-HT, damit Verstärkung der zentralen descendierenden Hemmung
Zum Beispiel: Duloxetin (Cymbalta®).
Nebenwirkungen: Schwindel, Übelkeit, anfängliche Müdigkeit, Appetitabnahme, Verstopfung.
Kontraindikationen: Therapie mit MAO-Hemmern
CAVE : einschleichende Dosierung mit initial 30 mg, dann Steigerung auf 60 mg wird besser vertragen! Die Gabe von max. 2x 60 mg ist möglich.

2. Calcium-Kanalblocker

Wirkmechanismus:
- Modulation spannungsabhängiger Calcium-Kanäle
- Reduktion des Calciumeinstroms in nozizeptive Terminalen reduziert selektiv die Erregbarkeit der Neurone
- Wirkung im zentralen und peripheren Nervensystem

Zum Beispiel: Gabapentin (Neurontin®)
Kontraindikationen: kardiale Reizleitungsstörungen
Nebenwirkungen: Schläfrigkeit, Kopfschmerzen, Gewichtszunahme, Ödeme. Tagesdosen werden auf drei Einzeldosen verteilt.
Startdosis: 300 mg, Steigerung tgl. um 300 mg
Zieldosis : 1800-2400 mg,
Zum Beispiel: Pregabalin (Lyrica®)
Nebenwirkungen: Schwindel, Übelkeit, Benommenheit, Gewichtszunahme, Ödeme.
Dosis: 2x 75 mg
Startdosis: 75 mg zur Nacht, am Folgetag: 2x 75 mg, ggf. nach 3-7 Tagen auf 300 mg/Tag steigern.
Zieldosis : 150-600 mg. Keine Dosisanpassung bei erhöhten Leberwerten, Dosisreduktion bei Niereninsuffizienz.

3. Antikonvulsiva

Natrium-Kanalblocker
Wirkmechanismus: Blockade spannungsabhängiger Natriumkanäle mit Wirkung auf ektope Erregungsausbreitung, membranstabilisierender Effekt.
Zum Beispiel: Carbamazepin (Tegretal®)
Erhaltungsdosis: 600 mg/Tag, max. 1200 mg/Tag – in manchen Fällen muss die Dosis auf 4-5 Einzeldosen verteilt werden. Bei der Polyneuropathie bewährt sich die Therapie mit einer für die Schmerzfreiheit ausreichenden Erhaltungsdosis.
Nebenwirkungen: Schwindel, Ataxie, Gedächtnisstörungen, Leberfunktionsstörungen, Thrombo-Leukopenie.
Kontraindikationen: kardiale Reizleitungsstörungen.

4. Antidepressiva - Trizyklische Antidepressiva (TZA), - Nichtselektive Monoamin-Reuptake-Inhibitoren

Wirkmechanismus: Präsynaptische Wiederaufnahme von NA und 5-HAT, damit Verstärkung der zentralen descendierenden Hemmung, Blockade spannungsabhängiger Natriumkanäle, Anxiolyse, anticholinerg, stimmungsaufhellend.
Nebenwirkungen: Antriebshemmung, Gewichtszunahme, Mundtrockenheit, Schwindel, Obstipation, Tremor, Miktionsstörungen, HRST, Kopfschmerzen, Schlafstörungen.
Kontraindikation: Glaukom, Pylorusstenose, Prostatahypertrophie, Anfallsleiden, Thrombose.
Zum Beispiel: Amitriptylin (Saroten®) hat eine ausgeprägt sedierende Komponente, antinozizeptiv (gegen die Schmerzwahrnehmung wirkend).
Therapieoptionen: Die Tagesdosen liegen bei 100 mg und damit etwa im Bereich der antidepressiven Therapie. Der Effekt setzt nach 1-2 Wochen ein, also früher als die antidepressive Wirkung. Anticholinerge Nebenwirkungen machen die meisten Probleme. Daher in niedriger Dosierung beginnen und nach langsamer Steigerung die geringste wirksame Dosis suchen. Beginn mit 25 mg am Abend – langsame Steigerung , bei chron. Schmerzen liegt die Tagesdosis zwischen 50 und max. 150 mg.
Zum Beispiel: Imipramin (Imipramin Neuraxph., Tofranil®) wirkt gering sedierend, antinozizeptiv (d.h. gegen die Schmerzwahrnehmung wirkend) Beginn mit 2-3x 25 mg, nach 3 Tagen 3x 50-75 mg, max. 300 mg/Tag.

5. Metamizol max. 4 g/Tag - Therapieversuch bzw. Kombinationstherapie

6. Paracetamol max. 3 g/Tag - Therapieversuch bzw. Kombinationstherapie

7. Topische Analgetika:

Wirkmechanismus: Agonist am Vanilloid-Rezeptor bei langfristiger Anwendung reversibler Funktionsverlust und Degeneration nozizeptiver Neurone.

Zum Beispiel: Capsainsalbe
Nebenwirkung: bei der ersten Anwendung Schmerzverstärkung, allergische Hautreaktionen.
Kontraindikationen: Allergie gegen Inhaltsstoffe.
Zum Beispiel: Lidocainpflaster
Wirkmechanismus: Blockade von Natriumkanälen peripherer afferenter Neurone, damit Hemmung von ektoper Erregung.
Nebenwirkung: allergische Hautreaktionen.
Kontraindikationen: Allergie gegen Inhaltsstoffe.

8. Weitere Therapieoptionen, die im Einzelfall zu erwägen sind

- Antikonvulsiva (z. B. Phenytoin, Oxcarbazepin)
- Radikalfänger (Alpha-Liponsäure)

Viele Patienten mit schmerzhafter Polyneuropathie benötigen eine spezifische schmerztherapeutische Betreuung durch einen erfahrenen Anästhesisten.
Akut schmerzhafte Neuropathie: Versuch mit einfachen Analgetika, weiteres Vorgehen wie bei chronisch-schmerzhafter Neuropathie z. B. Tramadol.
Im Einzelfall: Balneotherapie, transkutane elektrische Nervenstimulation (TENS), Akupunktur.
Schmerzlose Neuropathie: Fußpflege, Schulung, physikalische Therapie

7. Erektile Dysfunktion – Impotenz

Wirkweise von PDE-5-Hemmern: Bei sexueller Erregung wird in den Schwellkörpern Stickoxid (NO) freigesetzt. Dieses Stickoxid aktiviert ein Enzym, das die Bildung von Cyclo-CMP bewirkt. Dadurch kommt es zu einer Erschlaffung der glatten Muskeln im Schwellkörper und somit zu einem verstärkten Blutzustrom und zur Erektion. Ein anderes Enzym, die Phosphodiesterase (PDE-5), baut das cGMP wieder ab, was letzten Endes zum Erliegen der Erektion führt. An dieser Stelle setzt die Wirkung von Cialis®, Levitra® und Viagra® ein. Die Wirkstoffe sind sogenannte Phosphodiesterase-Hemmer, die den Abbau von cGMP verhindern, so dass die Erektion erhalten bleibt. Bei fortgesetzter sexueller Erregung reichert sich durch ständige Neubildung und Nicht-abbau das cCMP im Schwellkörper an. Diese Anreicherung vertieft ihrerseits die Erschlaffung der glatten Muskulatur weiter und führt damit durch den kräftigen verstärkten Bluteinstrom auch zu einer besseren Erektion.
Die Medikamente erzeugen selbst keine Erektion, sondern verbessern die Stärke und Dauer. Die Präparate können nur bei sexueller Stimulation wirken. Die für die Erektion erforderlichen Nervenstrukturen müssen intakt sein.

Handelsformen (Auswahl)

1. Cialis®	(Firma Lilly)	Wirkstoff: Tadalafil	(5, 10, 20 mg)
2. Levitra®	(Firma Bayer)	Wirkstoff: Vardenafil	(10, 20 mg)
3. Viagra®	(Firma Pfizer)	Wirkstoff: Sildenafil	(25, 50, 100 mg)

Anwendungsinformation

1. Cialis®, Adcirca®	
Empfohlener Einnahmezeitpunkt:	mindestens 30 Minuten vor GV
Wirkdauer:	bis 6 h
Einfluss von Mahlzeiten:	Grapefruit-Saft!
Höchste Blutkonzentration:	2 h
Halbwertszeit:	17,5 h

Nebenwirkungen: Kopfschmerzen, Verdauungsstörungen, Schwindel, verstopfte Nase, Gesichtsrötung (Flush), Muskelschmerzen, Rückenschmerzen.

2. Levitra®	
Empfohlener Einnahmezeitpunkt:	25 bis 60 Minuten vor GV
Wirkdauer:	4 bis 5 h
Einfluss von Mahlzeiten:	verminderte Wirkung bei Einnahme von fettreicher Nahrung
Höchste Blutkonzentration:	30 bis 120 Minuten
Halbwertszeit:	4 h

Nebenwirkungen: Kopfschmerzen, Schwindel, verstopfte Nase, Gesichtsrötung (Flush), Übelkeit.

3. Viagra® und 8 generische Sildenafil-Anbieter	
Empfohlener Einnahmezeitpunkt:	60 Minuten vor dem GV
Wirkdauer:	4 bis 5 h
Einfluss von Mahlzeiten:	bei Einnahme zusammen mit einer Mahlzeit ist die Wirkung deutlich schwächer und tritt verzögert ein
Höchste Blutkonzentration:	30 bis 120 Minuten
Halbwertszeit:	bis 5 h

Nebenwirkungen: Kopfschmerzen, Verdauungsstörungen, Schwindel, Sehstörungen, verstopfte Nase, Gesichtsrötung (Flush).

Kontraindikationen: Einnahme von nitrat- oder molsidominhaltigen Medikamenten sowie Erkrankungen, die körperliche Anstrengungen verbieten.

8. Diabetisches Fußsyndrom

Anmerkung

Dieser Beitrag soll keine vollständige Darstellung des umfangreichen diabetischen Fußproblems sein, sondern nur die für den klinisch tätigen Kollegen wichtigen Aspekte bearbeiten.

Einleitung

70 % aller Amputationen erfolgen in Deutschland bei Diabetespatienten, also 23.000 Patienten pro Jahr. Das Risiko einer Amputation ist je nach Altersgruppe bei Diabetespatienten um 15-53 mal höher als bei Nicht-Diabetespatienten. 70 von 10.000 Diabetikern werden jährlich amputiert, wobei jede 2. Amputation oberhalb des Knöchels durchgeführt wird. Das Risiko am nicht amputierten Fuß auch amputiert zu werden, beträgt 1 % für die nächsten 12 Monate und bis zu 5 % nach 4 Jahren. Wichtig ist die Erkennung von Hochrisikogruppen für die Entwicklung eines Fußproblems, um hier die Prophylaxe frühzeitig einleiten zu können, um eine Amputation zu vermeiden.

Risikofaktoren zur Entwicklung eines diabetischen Fußsyndroms

1. Diabetische Polyneuropathie
2. Periphere arterielle Verschlußerkrankung
3. Vermehrte Neigung zu Hyperkeratosenbildung
4. Fußdeformitäten (Krallenzehen, Hallux valgus)
5. Schlecht gepflegte Zehennägel
6. Inadäquates Schuhwerk (zu eng, sog. Gesundheitsschuhe mit hartem Korkfußbett mit Griffwülsten, Schuhe mit harten Vorderkappen, insgesamt Schuhe, die einen lokalen Druck ausüben)
7. Inadäquate eigene Fußpflege mit Verletzung oder Mikroverletzungen durch den Patienten selbst
8. Nichtadäquate Versorgung durch medizinisches Fachpersonal

Hauptproblem ist, dass der Patient durch die meist vorhandenen Sensibilitätsstörungen weder einen unbequemen Schuh spürt noch eine Fehlversorgung durch die Einlage oder inadäquate Fußpflege als solche verspürt und dann durch seine behinderte Sehkraft nicht in der Lage ist, seine Füße adäquat zu kontrollieren.

Der neuropathische Fuß (Mal perforans)

Die Läsion liegt typischerweise plantar im Vorfußbereich unter dem Metatarsalköpfchen oder bei Krallenzehenbildung im Bereich des Zehenrückens oder der Zehenspitzen oder im Bereich der Ferse.

Spezifische Charakteristika

- Ausgeprägte Hyperkeratosenbildung
- Schmerzlosigkeit der Läsion
- Fuß meist rosig gut durchblutet, sofern keine Makroangiopathie vorliegt
- Bei Weichteilinfektion ödematöse Schwellung mit möglicherweise dadurch resultierendem arteriellem Verschluss und sekundärem Gangrän
- Herabgesetzter Sensibilitätsschmerz, Temperatur- und Vibrationsempfindung
- Bedingt durch Ausfall der sympathischen Innervation meist trockene Füße, Durchblutung in der Regel verstärkt mit prall gefüllten Venen
- Hyperkeratosen sind Zeichen von Drucküberlastung, häufig finden sich kleine blande Ulcera beim Abtragen der Hyperkeratosen
- Durch Infektion und Nekrosen entsteht oft ein Schwielenabszeß mit nachfolgendem Ulcus
- Meist mit langjähriger Diabetesdauer verknüpft und weiteren diabetischen Spätkomplikationen

Diagnostik

- Neurologische Untersuchung (Reflexstatus, Berührungs- und Vibrationsempfinden)
- Weiterführende fachärztlich neurologische Untersuchung in unklaren Fällen zum Ausschluss anderer Ursachen einer Polyneuropathie ratsam
- Sind die Pulse kräftig tastbar, ist eine weiterführende angiologische Diagnostik nicht erforderlich, diese braucht mann dann, wenn trotz adäquater Therapie die neuropathisch bedingte Fußläsion nach 2 Wochen keine Heilungstendenz aufweist
- Röntgenaufnahme des Fußes (Nachweis Mönckebergsklerose, Osteomyelitis, neuropathisch bedingte Knochenveränderungen)

Klassifikation von Fußulcera

Diabetische Fußulcera werden nach der Wagner-Armstrong–Klassifikation eingeteilt und bewertet.

Stadieneinteilung nach Wagner–Armstrong:

Stadien / Bewertung	0	1	2	3	4	5
A	Prä- oder post-ulcerati-ver Fuß	Ober-fläch-liche Wunde	Wunde bis Gelenk-kapsel, Sehnen, Knochen	Wunde bis Knochen und Gelenke	Nekrose von Fußteilen	Nekrose des gesamten Fußes
B	Mit Infektion	Mit Infektion	Mit Infektion	Mit Infektion	Mit Infektion	Mit Infektion
C	Mit Ischämie	Mit Ischämie	Mit Ischämie	Mit Ischämie	Mit Ischämie	Mit Ischämie
D	Mit Infektion und Ischämie	Mit Infektion und Ischämie	Mit Infektion und Ischämie	Mit Infektion und Ischämie	Mit Infektion und Ischämie	Mit Infektion und Ischämie

Bewertung A-D: A = Fehlen der weiteren Faktoren einer gestörten Wundheilung, B = Infektion, C = Makroangiopathie (Ischämie), D = Infektion + Makroangiopathie

Quelle: S3 Leitlinien der DGFW vom Juni 2012

Als Stadium 0 werden Füße von Diabetikern klassifiziert, die Fehlstellungen (z. B. Hallux valgus) oder Hyperkeratosen aufweisen.
Im Stadium 1 ist eine oberflächige Läsion zu beobachten, im Stadium 2 geht die Läsion bereits bis auf den Muskel- und Sehnenapparat über. Das Stadium 3 ist durch einen tiefgehenden, infizierten Defekt charakterisiert, der auch den Knochen und Gelenke betrifft.
Im Stadium 4 stellen sich Teilnekrosen im Fußbereich dar, während man von einem Stadium 5 spricht, wenn eine großflächige, unter Umständen den ganzen Fuß umfassende Gangrän oder Nekrose vorhanden ist.

Ergänzt wird diese Klassifikation durch die Einteilung von Armstrong, kodiert durch die Buchstaben A–D, wobei A für das Fehlen der beiden entscheidenden Faktoren einer Wundheilung, der Infektion und der Makroangiopathie steht. Eine Infektion wird mit B gekennzeichnet, eine periphere Arteriosklerose mit C. Die Gruppierung D beschreibt das gleichzeitige Vorliegen einer Infektion und Gefäßbeteiligung.

Diagnostisches Vorgehen bei akutem Malum perforans

a) Mikrobiologische Wunddiagnostik

Es sollte eine Keimanzüchtung und ein Antibiogramm im Idealfall aus dem Gewebeexzidat erfolgen. Ein oberflächlicher Wundabstrich ist ungeeignet, da hier meist nur die Sekundärkontamination der Wunde erfasst wird und nicht der ursächlich zur Wundinfektion führende Wundkeim, der mehr in der Tiefe sitzt.

b) Angiologische Diagnostik (siehe Seite 126, Diabetes und pAVK)

Frühzeitig sollte bei schlecht heilenden Wunden die angiologische Abklärung erfolgen (ggf. MR-Angio/Angiographie).

Es ist sinnvoll, routinemäßig die Nierenfunktion (Kreatinin, GFR etc.) sowie die Schilddrüsenfunktion zu überprüfen (mögliche Kontrastmittelgabe).

Therapie des neuropathischen Fußsyndroms

1. Am wichtigsten ist eine konsequente Druckentlastung der Läsion durch entsprechenden Entlastungsschuh, Entlastungsorthese, Verbandschuh oder Ruhigstellung. Ohne konsequente Entlastung ist eine Heilung neuropathischer Ulcera nicht möglich.
2. Ausgiebige Entfernung der Hyperkeratosen im Wundrandgebiet in regelmäßigen Abständen.
3. Ausgiebiges Debridement der Wunde von nekrotischem Gewebe. Das nekrotische Gewebe muss regelmäßig abgetragen werden, damit gesundes Gewebe nachwachsen kann.
4. Großzügige antibiotische Therapie gemäß Antibiogramm, im Idealfall aus Gewebeproben (konsequente antibiotische Therapie verkürzt den Heilungsverlauf um die Hälfte).
5. Systemische Antibiotikagabe ist immer bei tiefen Läsionen erforderlich wegen der eventuell begleitenden Osteomyelitis, die nur sehr schwer diagnostiziert werden kann (Röntgen sehr unsicher, am genauesten mit MRT-Diagnostik).

Wundbehandlungsprinzipien

Die Wundbehandlung sollte nach dem TIME-Konzept erfolgen:

T = Tissue/Gewebe:
Eine zerstörte Matrix und der Zellabfall stört die Wundheilung.
Klinische Maßnahmen: Debridement (autolytisch/chirurgisch/enzymatisch/mechanisch).

I = Infection/Infektion:
Durch die hohe Bakterienlast ist die Protheasenzahl erhöht, die Wachstumsfaktoren sind erniedrigt und die inflammatorischen Zytokine sind deutlich erhöht. Klinische Maßnahmen: Behandlung der Infektion.

M = Moisture Imbalance/Wundfeuchtigkeit:
Ist eine Wunde trocken, verlangsamt sich die Migration von Epithelzellen.
Bei Überschuss von Feuchtigkeit kommt es zu Mazerationen.

E = Epidermal Margine/Wundrandauffrischung:
Maßnahme: Debridement, um eine bessere Epithelialisierung zu erreichen.

Systemische und lokale Faktoren der Wundheilungsstörungen:

Systemische Faktoren der Wundheilungsstörung: Alter, Stoffwechselstörung, Eiweiß- und Vitaminmangel, herabgesetzte Immunitätslage, Faktor-VIII-Mangel, pAVK, Anämie und Medikamente (z. B. Cortison, Zytostatika).
Lokale Faktoren der Wundheilungsstörung:
Verbliebene Fremdkörper, Infektion, schlecht durchblutete oder nekrotische Wundränder, Austrocknung und Unterkühlung der Wunde, Nahtspannung, Hämatome, Bewegung im Wundgebiet.

Bei der Wundbehandlung sind zu meiden:

1. Lokale Gabe von Antibiotika und Farbstoffen
   Lokal angewendete Antibiotika wirken nur oberflächlich, nicht in der Tiefe. Es kommt zur Gefahr der Selektion resistenter Bakterienstämme. Überempfindlichkeiten und Resorptionen sind möglich. Ausnahme: z. B. Sulfadiazin-Silber (Flammazine®-Creme) bei Verbrennungen, Verbrühungen oder dermalen Verätzungen. Leukasekegel zum Offenhalten von Fistelgängen, da es kein wirkstofffreies Alternativprodukt gibt.

2. Ethacridinlactat (Rivanol®)
   Kann gelegentlich Allergien hervorrufen und ist wundheilungsstörend, wirkt nur bakteriostatisch.

3. Farbstofflösung (Pyoctanin-Lösung = Gentianaviolett)
   Wirkt massiv zelltoxisch, hat große Wirkungslücken und behindert durch die Färbung die Wundbeurteilung.

4. Reizende Desinfektionsmittel
   Wasserstoffperoxid: Nur sehr geringer antiseptischer Effekt. H_2O_2 kann umliegendes Gewebe angreifen, wird in der Wunde schnell inaktiviert und wirkt hauptsächlich mechanisch reinigend.

5. Trockene Wundbehandlung
   A. Puder: Puder trocknen die Wunde aus, wirken der Granulation entgegen und lassen sich nur schwer entfernen.
   B. Wund- und Heilsalben: Fetthaltige Salben verhindern den freien Abfluss von Wundsekret. Unter der Fettschicht kann sich eine feuchte Kammer mit Mazeration der Wundränder bilden.

6. Unphysiologische Wundbehandlung
   Ein Auskühlen der Wunden ist zu vermeiden (nicht unnötig viele Verbandswechsel). Zügiger Verbandswechsel, Spüllösungen möglichst körperwarm anwenden. Eine tägliche Inspektion der Wunde ist nicht immer nötig. Fußbäder werden nicht mehr durchgeführt.

Methoden der Wundreinigung

1. Antiseptische Wundreinigung:

A. PVP-Iod-Lösung oder -Salbe (z. B. Betaisodona®-Lösung oder -Salbe)
Indikation: Zur Desinfektion von intakter Haut und Schleimhaut, zur antiseptischen Behandlung infizierter oder verschmutzter Wunden.
Kontraindikation: manifeste Hyperthyreose, nur nach strenger Indikationsstellung bei Iodüberempfindlichkeit, Schilddrüsenerkrankungen, Schwangerschaft und Stillzeit.

B. Polyhexanidzubereitungen zur physikalischen Wundreinigung (z. B. Prontosan® Wundspülung, Prontosan® Wundgel)
Indikation: Reinigung belegter, kontaminierter Hautwunden, Befeuchtung und Feuchthalten von Wunden und Wundverbänden, gewebeschonende Ablösung von Detritus.
Kontraindikation: Anwendung am offenen Knorpel (Gelenke) wegen Gefahr der Knorpelschädigung.

C. Octenidinzubereitung (Octinesept®)
Indikation: Zur antiseptischen Behandlung der Schleimhaut und unterstützenden antiseptischen Wundbehandlung.

2. Mechanische Wundreinigung:

Ringerlösung: Allein durch Spülung mit Ringerlösung lässt sich ein erheblicher Teil der Wunde reinigen.

3. Enzymatische Wundreinigung:

Wirksamkeit der enzymatischen Präparate ist umstritten, sie alle sollen Nekrosen lösen. Für die Auswahl der Präparate ist entscheidend, ob die Beläge kollagener oder fibrinöser Art sind.

Zum Beispiel Iruxol® N Salbe
Die in Iruxol® N Salbe enthaltene Kollagenase (Clostridiopeptidase A) spaltet substratspezifisch das Kollagen in kleine Peptide, die dann von Begleitproteasen weiter abgebaut werden. Damit wird die Wunde selektiv von nekrotischem Material gereinigt. Darüber hinaus werden durch die bei der Kollagenspaltung anfallenden kleinen Peptide u. a. Makrophagen angelockt, was die weitere Wundreinigung positiv beeinflusst.
Indikation: Enzymatische Reinigung fibrinös belegter und nekrotischer Wunden, zur Ergänzung und Unterstützung des chirurgischen Debridements. Trockene Krusten oder Nekrosendeckel können von Enzympräparaten nicht angegriffen werden.

4. Biologische Wundreinigung (Biochirurgie, Madentherapie)
Maden (freie Maden)

BioBag BioMonde®
Beschreibung: Sterile Fliegenlarven (Maden) werden zum Abräumen von nekrotischem und gangränösem Gewebe auf die Wunde aufgelegt und zum Schutz vor einem Entweichen durch ein feinmaschiges, steriles, luftdurchlässiges Netz abgedeckt. Die Maden sind ausschließlich Nekrophagen, d.h. sie schonen das gesunde Gewebe. Kontrolliert in die Wunden eingebrachte Larven der Goldfliege (Lucilia sericata) geben ihre Verdauungssäfte in die Umgebung ab, dadurch wird abgestorbenes Gewebe verflüssigt. Diesen Verdauungsbrei nutzt die Larve für ihre Ernährung und saugt ihn auf. Gleichzeitig sondern die Larven Wirkstoffe ab, die eine gute antimikrobielle Wirkung haben, z. B. gegen MRSA. In den larvalen Verdauungssekreten können auch Wachstumsfaktoren zur Wundstimulation gefunden werden. Nekrolyse, Antibiose, Granulation, Epithelialisierung, Wundkontraktion und Heilung verlaufen oft schneller. Maden brauchen Luft und Feuchtigkeit aber nicht zu viel Sekret, da sie sonst ertrinken. Der Einsatz bei MRSA möglich.
Indikation: Mit umschriebenen Nekrosen oder anhaftenden Fibrinbelägen bedeckte Ulcerationen, die durch andere Vorbehandlung nicht weiter gesäubert werden können. Vorsicht bei schlechter Durchblutungssituation.

Präparate zur Wundbehandlung

Das bisher schwer überschaubare Angebot von Wundauflagen wird im Folgenden vorgestellt. Es besteht kein Anspruch auf Vollständigkeit. Man muß allerdings sagen, dass derzeit keine Evidenz vorliegt, eine bestimmte Auflage zu bevorzugen. Die Auswahl der Wundauflage sollte im individuellen Fall anhand des Wundheilungsstatus, der Exudatmenge, dem Vorliegen von Infektzeichen sowie von Kosten-Effektivitäts-Kriterien getroffen werden. Die Kosten des Verbandswechsels sind nicht unerheblich und können zwischen 50-100 Euro pro Verbandswechsel liegen. Da die Heilungsdauer bis zu einem Jahr dauern kann, sind einzelne Preisunterschiede unbedingt zu berücksichtigen. Sachgerechte Anwendung dieser Materialien erfordet häufig den Einsatz des ambulanten Pflegedienstes mit speziell ausgebildeten Pflegekräften, z. B. Wundmanagern.

1. Alginate:
Alginate stellen einen lockeren Verband aus Calcium und Alginatfasern dar. Dadurch lassen sich die Kompressen auch zum Tamponieren verwenden

und gut in tiefe und zerklüftete Wunden einbringen. Calciumalginat-Fasern wandeln sich bei Kontakt mit Natriumsalzen, die im Blut und Wundsekret vorhanden sind, unter Volumenzunahme in zwei Tagen in ein feuchtes Hydrogel von schleimiger Konsistenz um. Durch den Kontakt mit dem natriumhaltigen Wundsekret wird aus dem trockenen Calciumalginat ein gelförmiges, sekretbindendes Natriumalginat. Dabei werden Keime und Zelltrümmer in die Gelstruktur eingeschlossen. Durch das gebildete Gel entsteht ein physiologisches Wundheilungsmilieu.

Alginatkompressen sind ideal zur Behandlung von stark sezernierenden, nässenden Wunden. Sie eigenen sich auch für verschmutzte und ggf. kolonisierte Wunden. Bei trockenen Wunden müsse Alginate mit Ringerlösung getränkt werden, da sonst die Gelbildung nicht zu gewährleisten ist. Bei trockenen und schwach sezernierenden Wunden besteht die Gefahr der Bildung einer Oberflächennekrose.
Beispiele: Seasorb®, Trionic®, Supra-sorb® A, Kaltostat®.

2. Hydrogele:
Hydrogele bestehen aus einem dreidimensionalen Netzwerk hydrophiler Polymere in wässriger Lösung. Das Gel wird 2 bis 5 mm dick auf den Wundgrund aufgetragen und mit einem Sekundärverband abgedeckt. Die Hydrogele unterstützen ein autolytisches Debridement. Mittels zugeführter Feuchtigkeit kommt es im Ulcus zur Aktivierung von Makrophagen und anderen phagozytären Zellen. Nekrosen und Beläge werden angedaut und lösen sich vom Wundgrund. Es kommt zur enzymatischen Wundreinigung durch körpereigene Enzyme. Nach mechanischem Debridement wird die Wunde mit Gel ausgefüllt.
Beispiele: Nu-Gel®, Purilon® Gel, Varihesive® Hydrogel, Askina® Gel.

3. Hydrokolloidverbände:
Der Hydrokolloidverband besteht aus einem dünnen Polyurethan-Film oder einem Schaumstoff, auf dem eine selbstklebende Masse aufgebracht ist. Diese Masse enthält stark quellende Partikel (Gelatine, Pektine), eingebettet in eine Trägersubstanz aus Elastomeren und Klebstoffen. Unter Aufnahme von Wundexsudat verflüssigt sich die Hydrokolloidmasse und bildet ein visköses, gelbliches Gel (sog. Phasenumkehr). Im Gel werden wiederum Zelldetritus und Keime eingeschlossen. Es sollte auf keinen Fall mit Eiter verwechselt werden. Eine Beurteilung der Wundverhältnisse kann erst nach gründlichem Abspülen des Gels, z.B. mit Ringerlösung erfolgen.
Indikation: Entsprechend ihrem Exsudataufnahmevermögen (abhängig von

der Schichtdicke) sind die verschiedenen Verbände für leicht bis mäßig sezernierende Wunden geeignet (besonders bei chronischen Wunden). Durch ihre hydroaktiven Eigenschaften sind Hydrokolloide in der Lage, bei vorhandener Wundsekretion fibrinöse, schmierige Beläge aufzuweichen und abzulösen.
Kontraindikation: Klinisch infizierte Wunde, ischämische Ulcera, tiefe, schlecht zugängliche Wunden, Wunden mit freiliegenden Sehnen und Knochen.
Beispiele: Nu-Derm®, Varihesive®, Suprasorb®, Comfeel®.

4. Hydropolymere - Schaumstoffe (Weiterentwicklung der Hydrokolloide)
Die Schaumstoffkompressen bestehen aus chemisch und biologisch reizlosem Polyurethan-Schaum. Sie besitzen eine hohe Exsudataufnahmefähigkeit, halten die Wundoberfläche feucht und ermöglichen einen freien Luft- und Wasserdampfaustausch. Nicht anhaftende Kompressen zeigen kein Verkleben mit dem Wundgrund. Sie stellen über eine Kombination aus Aufnahme, Einlagerung und Verdunstung von Wundexsudat das heilungsfördernde Milieu sicher. Die bei Hydrokolloidverbänden bekannte Gelbildung wird umgangen. Als Außenschicht wird in der Regel ein semiocclusiver PU-Film eingesetzt, welcher einen freien Gas- und Wasserdampfaustausch ermöglicht.
Bemerkenswert ist auch die gute Thermoisolation, was insgesamt zur Stimulation von Granulation und Neoangionese führt.
Beispiele: Allevyn®, Biatain®, Tielle®, Versiva®.

5. V.A.C.®-Therapie (Vacuum Assisted Closure®)
Die V.A.C.®-Therapie findet als Unterdruckverfahren zunehmend Einsatz im Management des diabetischen Fußsyndroms.
Ein Schwamm mit eingearbeitetem oder aufgelegtem Drainagesystem wird auf die Wunde gelegt und mit einer transparenten Verbandsfolie hermetisch abgeklebt. Durch elektrische Pumpen wird ein permanenter Unterdruck erzeugt, der das Wundsekret vollständig absaugt. Es bildet sich zügig ein gefäßreiches Granulationsgewebe.

Die Firma KCI bietet z. B. drei Schaumtypen an (schwarzer Polyurethanschaum - V.A.C.® GranuFoam™ mit und ohne Silber sowie den weißen Polyvinylalkoholschaum - V.A.C.® WhiteFoam™). Der schwarze PU-Schaum hat netzartig angeordnete offene Poren und gilt am effektivsten in der Anregung der Neubildung von Granulationsgewebe bei gleichzeitiger Unterstützung der Wundkontraktion. Er verhält sich hydrophob, was die Exsudatableitung begünstigt.

Der hydrophile weiße Schaumverband ist ein dichter, offenporiger Schaum mit einer hohen Zugfestigkeit. Er haftet nicht am Wundbett an. Er wird bei Wunden empfohlen, bei denen ein Einwachsen von Granulationsgewebe in den Schaum reduziert werden muß - z. B. nach Meshgraft-Versorgung. Die Druckhöhe kann individuell eingestellt werden. Es kann zwischen einer intermittierenden Therapie (fünf Minuten Saugen, zwei Minuten Pause) und einer kontinuierlichen Anwendung gewählt werden.

Ziele: Bereitstellung eines feuchten Wundmilieus, Schutz vor bakterieller Kontamination, Entfernung von Exsudat und infektiösem Material, Vorbereitung auf den plastischchirurgischen Wundverschluß, beschleunigte Bildung von Granulationsgewebe.
Komplikation: Spannungsblasen, Mazeration, Dermatitis, Schmerzen, Druckulcus, peripheres Stauungsödem, Nekrosen, Fistelbildungen, allergische Reaktionen.
Vorteil: Versorgung von sehr stark sezernierenden Wunden gut möglich, sehr gute Granulationsgewebeneubildung.
Nachteil: Die Systeme erfordern viel Erfahrung in der Handhabung, es besteht eine hohe Infektionsgefahr bei Vakuumverlust. Die Therapie ist zeitaufwändig und teuer. Im ambulanten Bereich werden die Kosten nicht übernommen.

Antimikrobielle Therapie

Die antimikrobielle Therapie richtet sich nach dem Schweregrad und der Ausdehnung der Infektion. Bei der Auswahl der Antibiotika muss die spezifische Situation bei der Infektion des diabetischen Fußes berücksichtigt werden. Auf jeden Fall sollten vor Therapiebeginn mikrobiologische Proben gewonnen werden. Dabei werden tiefe Abstriche bevorzugt, da oberflächliche Abstriche oft nur Kolonisationskeime liefern. Die Behandlungsdauer muss mindestens zwei Wochen betragen, in manchen Fällen sind deutlich längere antimikrobielle Therapien nötig.

Häufige Bakterienarten: Staphylokokkus aureus, Staph. Epidermidis, Streptokokken, Enterobacter, Enterokokken, Pseumonaden und Anaerobier (meist Mischinfektionen).

Mögliche antimikrobielle Initialtherapie:

1. leichte, oberflächliche Infektion:	Penicilline oder Cephalosporine, z. B. Aminopenicillin / Betalaktamaseinhibitor (BLI) wie Amoxicillin / Clavulansäure (Augmentan®) z. B. Cefalexin (Cefalex®) oder Clindamycin (Sobelin®) bei antibiotischer Vorbehandlung oder Fluorchinolone wie Ciprofloxacin (Ciprobay®) / Levofloxacin (Tavanic®) / Moxifloxacin (Avalox®) oder Cotrimazol (Cotrim forte®) oder bei MRSA Linezolid (Zyvoxid®) oder Clindamycin (Sobelin®)
2. mittelgradige, tiefe Infektion:	ß-Lactam-Antibiotika wie Amoxicillin plus Clavulansäure z. B. Augmentan® oder Cephalosporine der 2. Generation z. B. Cefotiam (Spizef®) oder der 3. Generation z. B. Cefotaxim (Claforan®) oder Ceftriaxon (Rocephin®) oder Chinolone 2./3./4. Generation plus Clindamycin z. B. Ciprofloxacin (Ciprobay®) / Levofloxacin (Tavanic®) plus Clindamycin (Sobelin®) oder Moxifloxacin (Avalox®)
3. schwere, diffuse Infektion: (Phlegmone)	ß-Lactam-Antibiotika (bei Phlegmone) z. B. Amoxicillin plus Clavulansäure (Augmentan®) oder ein Cephalosporin der 3. Generation oder Chinolone der 2./3./4. Generation plus Clindamycin, z. B. Cefotaxim (Claforan®) oder Ciprofloxacin (Ciprobay®) / Levofloxacin (Tavanic®) plus Clindamycin (Sobelin®) oder Moxifloxacin (Avalox®) oder Carpapeneme, z. B. Imipenem (Zienam®) oder Ertapenem (Invanz®)
4. lebensbedrohliche Infektion mit septischer Streuung:	Nach chirurgischer Sanierung und initial i.v. über 1-2 Wochen gefolgt von zwei Wochen oraler Therapie: z. B. ein Acylaminopenicillin / BLI, z. B. Piperazillin / Tazobactam (Tazobac®), Carpapeneme, z. B. Meropenem (Meronem®), Imipenem in Kombination mit Cilastin (Zienam®). Oder Ertapenem (Invanz®) oder Cephalosporine 3./4. Generation z. B. Cefotaxim (Claforan®) bzw. Cefepim (Maxipime®) oder ein Fluorchinolon der 2./3./4. Generation z. B. Ciprofloxacin (Ciprobay®) bzw. Levofloxacin (Tavanic®) jeweils mit Clindamycin (Sobelin®) oder Moxifloxacin (Avalox®) oder Fosfomycin (Infectofos® oder Monuril®) oder ein Cephalosporin der 2. Generation plus Clindamycin plus Metronidazol, z. B Cefuroxim (Zinacef®) plus Clindamycin (Sobelin®) plus Metronizadol (Clont®)

MERKSATZ

Frühzeitiges interdisziplinäres kooperatives Management zwischen Chirurgen, Internisten und Diabetologen ist zwingend erforderlich. Ohne gute Stoffwechseleinstellung kann ein diabetischer Fuß nicht heilen, ebensowenig kann bei optimalem Stoffwechsel ohne adäquates chirurgisches Management ein diabetischer Fuß saniert werden.

Wichtige Hinweise

Es sollte frühzeitig ein Orthopädie-Schuhmachermeister einbezogen werden, um die Übergangs- und die Endversorgung einzuleiten, da die Genehmigungszeiten und -wege im Laufe der Instanzen sehr langwierig sind. Bei ausgeprägtem Wundödem ist Lymphdrainage hilfreich, um für eine Druckentlastung im Gewebe zu sorgen.

Bei der Entlassung aus einer stationären Behandlung ist eine lückenlose Weiterbetreuung erforderlich und die Fortführung des eingeschlagenen Behandlungskonzeptes sicherzustellen. Die Kommunikation mit dem weiter betreuenden Hausarzt, Diabetologen oder Chirurgen ist unabdingbar. Als hilfreich hat sich hier die zusätzliche Einschaltung der Sozialstation im Vorfeld erwiesen.

Ausführliche Aufklärung des Patienten über Risikofaktoren des diabetischen Fußes, Prophylaxemaßnahmen und adäquate Fußpflege sowie adäquates Schuhwerk sollte bei jedem stationär behandelten Patienten mit diabetischem Fußsyndrom erfolgen.

Schlußbemerkung

Die beste Therapie des diabetischen Fußsyndroms ist die Vermeidung desselben durch sorgfältige ärztliche Diagnostik der Risikofaktoren, dies schließt insbesondere die ausführliche und sorgfältige Fußinspektion einschließlich neurologischer Diagnostik mit Prüfung der Vibrationsempfindung, der Temperatursensibilität und des Pulsstatus an beiden Extremitäten ein. Fußdeformitäten werden erfaßt, ebenso das getragene Schuhwerk. Eine sorgfältige Dokumentation dieser Befunde und Weitergabe an den Weiterbetreuer hilft frühzeitig prophylaktische Maßnahmen und eine bessere Schuhversorgung einzuleiten. Durch adäquate Diagnostik und Präventivmaßnahmen könnten mindestens 50 % der derzeit durchgeführten Amputationen in Deutschland verhindert werden.

Sonderform der diabetischen Neuroosteoarthropathie – Charcot- Arthropathie

Eine Sonderform des diabetischen Fußsyndroms ist der Charcot-Fuß. Bis heute ist die Entstehung nicht genau geklärt. Die sogenannte neurovaskuläre Theorie beschreibt eine durch eine nervliche Fehlsteuerung hervorgerufene verstärkte Durchblutung und einen verstärkten Knochenabbau. Die neurotraumatische Theorie geht davon aus, dass eine fehlende Schmerzwahrnehmung durch Überlastung zu wiederholten minimalen Verletzungen der Gelenkflächen führt, die dann in eine zunehmende Knochenzerstörung übergeht. Am Anfang gibt es keine klinischen sondern nur MRT-Zeichen. Die zunehmenden Schäden werden vom Betroffenen als kaum bis nicht schmerzhaft wahrgenommen. Der Fuß wird weiter belastet. Ein Arzt wird erst konsultiert, wenn die Schwellung, die Rötung, die Überwärmung und die Fehlstellung sehr ausgeprägt sind.

Einteilung :
Die Beurteilung erfolgt zum einen nach Befall der knöchernen Strukturen (Einteilung nach Sanders und Frykberg), zum anderen nach dem klinischen Bild und dem radiologisch darstellbaren Verlauf (Einteilung nach Eichholtz und Levin):

Lokalisation der DNOAP nach Sanders und Frykberg

Typ	Befallene Struktur	Häufigkeit
I	Interphalangealgelenke, Metatarso-Phalangealgelenke, Metatarsalia	10 - 30 %
II	Tarso-Metatarsalgelenke	15 - 48 %
III	Navikulo-Kuneiforme-Gelenke, Talo-Navikulargelenk, Kalkaneo-Kuboid-Gelenk	32 %
IV	Sprunggelenke	10 %
V	Kalkaneus	2 %

Stadieneinteilung der diabetischen, neuropathischen Osteoarthropathie (DNOAP) nach Eichenholtz und Levin		
Verlaufsstadium	**Radiologische Zeichen**	**Klinische Zeichen**
0 Initialstadium	Röntgen-nativ: unauffällig MRT: Knochenmarködem	fehlen
I Destruktionsstadium	Röntgen / MRT: Demineralisation	Zeichen der Entzündung (Schwellung, Rötung, Überwärmung), Gelenkdeformation durch Gelenkerguss
Ia Fragmentationsphase	Osteoloyse ossäre Fragmentation	Gelenkinstabilität, zunehmende Ausbildung der Fußdeformität
Ib Luxationsphase	Gelenkdestruktion	Entwicklung meist schmerzlos aufgrund der Polyneuropathie
II Reparationsstadium	Remineralisierung, Fragmentresorption, Knochenneubildung (Bildung von Osteophyten, Kallus, Sklerosierung)	Schwellung, Rötung, Überwärmung bilden sich zurück
III Konsolidierungsstadium	knöcherne Fusion mit Gelenkeinsteifung (Ankylose)	bleibende Fußdeformität
IV Ulcusstadium	deformiertes Fußskelett	deformierter Fuß mit hohem Risiko der Ulcusbildung und Gefahr der Wundinfektion, Fuß ist schmerzlos

Im Nativröntgenbild sind oft keine Auffälligkeiten zu sehen. Im MRT zeigen sich oft intraossäre Ödeme.
Typische Veränderungen: Entkalkungen der Knochen, Subluxationen und Luxationen in den Zehengrundgelenken, Subluxationen und Luxationen im Fußwurzelbereich, Gelenkdestruktionen, Spontanfrakturen.
Therapie: Vollständige Ruhigstellung und Druckentlastung über 3-6 Monate, ggf. Bisphosphonate.

Verordnungskriterien der Schuhversorgung bei diabetischem Fußsyndrom	
	Einteilung nach Risikogruppen
I a	**Situation:** Diabetes mellitus ohne PNP/AVK* **Versorgung:** Konfektionsschuh
I b	**Situation:** wie Stadium I a, jedoch mit Fußdeformität **Versorgung:** orthopädische Einlagen, Schuhzurichtung am Konfektionsschuh.
II a	**Situation:** Diabetes mellitus mit PNP/AVK* **Versorgung:** geeigneter konfektionierter Sonderschuh (z. B. Tanner) Minimalkriterien für einen solchen Schuh sind z. B. genügend Zehenraum, ausreichende Breite, Fehlen von Nähten im Vorderschuh, weiches Leder, herausnehmbare Fußbettung mit Weichpolsterung und Reduktion von Druckspitzen um mindestens 30% im Metatarsalbereich, keine harten Vorderkappen. Kontrolle der Bettungen und regelmäßige Erneuerung bei Verschleiß.
II b	**Situation:** wie Stadium II a, jedoch mit Fußdeformität **Versorgung:** konfektionierter Schuh, soweit geeignet, bei entsprechenden Fußdeformitäten Schuhzurichtungen und/oder individuelle diabetesadaptierte Fußbettungen, in Einzelfällen ggf. Maßschuhe. Kontrolle der Bettungen und regelmäßige Erneuerungen bei Verschleiß.
III	**Situation:** Fuß wie bei Stadium II kombiniert mit Zustand nach Ulcus **Versorgung:** siehe Stadium II
IV	**Situation:** Fuß wie bei Stadium II und hochgradige Deformität bzw. Osteoarthropathie **Versorgung:** je nach Fall orthopädische Maßschuhe, Orthesen und Innenschuhe
V	**Situation:** Zustand nach Fußteilamputation **Versorgung:** wie bei Stadium II, zusätzlich Zehen- und/oder Vorfußersatzprothesen.
VI	**Situation:** Zustand bei akuten Ulcera etc. **Versorgung:** Hier kommen verschiedene Entlastungsschuhe und Entlastungsorthesen zum Einsatz bei Plantarulcera und Verbandschuhe bei nicht plantaren Ulcera.

*PNP=Polyneuropathie, AVK=Arterielle Verschlusskrankheit
Quelle: Arbeitsgruppe „Qualitätskriterien und Evaluation der Schuhversorgung bei diabetischem Fuß". Download der Schuhverordnung unter www.KT-Books.de

QUALIFIZIERUNGEN UND FORTBILDUNGEN IN DER DIABETOLOGIE

1. Diabetologe/-in DDG
2. Diabetesberater/-in DDG
3. Diabetesassistent/-in DDG
4. Fachpsychologe/-in DDG
5. Apotheker/-in
6. Med. Fußpfleger/-in DDG
7. Wundassistent/-in DDG
8. Diabetes-Kompakt-Kurs (Hausarzt)

Aktuelle detaillierte Hinweise finden Sie auf der Homepage der DDG im Internet (Fortbildungen der DDG): www.deutsche-diabetes-gesellschaft.de

OPTIMALE ICD-10-VERSCHLÜSSELUNG

Seit dem 01.01.2009 erhalten die Krankenkassen für jeden Versicherten eine Pauschale. Zusätzlich werden bei schwerwiegenden Erkrankungen Gelder aus dem Morbiditätsstrukturausgleich bezahlt. Multimorbide Patienten werden zu wichtigen Versicherten. Daher ist die adäquate ICD-Verschlüsselung der diabetologischen Diagnosen sowie der Begleiterkrankungen sehr wichtig. Das Bundesversicherungsamt hat zur Durchführung des Morbi-RSA aus einer oder mehreren ICD-Diagnosen eine Dx-Gruppe gebildet. Diese werden wiederum in hierarchisierten Morbiditätsgruppen (HMG) zusammengefasst. Für insgesamt 80 Krankheiten werden 106 Morbiditätsgruppen definiert, die ausschlaggebend für den Morbiditätszuschlag sind. Ein ICD-10-Schlüssel, der in eine HM-Gruppe eingeschlossen werden soll, und damit Morbi-RSA relevant wird, muss möglichst konkret, 5-stellig, ohne Strichverschlüsselungen und mit G für gesichert verschlüsselt werden. Es gilt möglichst vollständig zu verschlüsseln.

E steht für endokrine Erkrankung. Die dritte Stelle definiert den Diabetestyp.
E10 (1. bis 3. Stelle): Diabetes mellitus Typ 1
E11: Diabetes mellitus Typ 2
E12: Diabetes mellitus in Verbindung mit Fehl- oder Mangelernährung
E13: sonstiger näher bezeichneter Diabetes mellitus (z. B. steroidinduzierter DM oder pankreopriver DM).
E14: wird nur in Ausnahmefällen kodiert, wenn nicht geklärt werden kann um welchen Diabetestyp es sich handelt.
Die **4. Stelle** liefert Informationen über Komplikationen und Folgeerkrankungen. Ist die vierte Stelle eine 7 (DM mit multiplen Komplikationen), gelten Sonderregeln für die 5. Stelle! Die **5. Stelle** beschreibt die Stoffwechsellage.

Beim Diabetes findet das Kreuz-Stern-System des ICD-10 Anwendung (Kreuz = X; Stern = *). Die Kreuz-Schlüsselnummer beschreibt die Grunderkrankung mit Komplikation, die Stern-Schlüsselnummer die Manifestation der Komplikation. Ein Kreuzcode darf allein stehen, ein Sterncode nicht. Aber nur beide Schlüsselnummern zusammen übermitteln die vollständigen Information. Daher sollten immer beide angegeben werden.

E1X.0	für Koma		
E1X.1	für Ketoazidose		
E1X.2	mit Nierenkomplikationen	– glomeruläre Krankheiten	N08.3*
E1X.3	mit Augenkomplikationen	– diabetischer Katarakt – diabetische Retinopathie	H28.0*, H36.0*
E1X.4	mit neurologischen Komplikationen	– autonome Neuropathie – Mononeuropathie – Polyneuropathie	G99.0* G59.0* G63.2*
E1X.5	mit peripheren vaskulären Komplikationen	– periphere Angiopathie	I79.2*
E1X.6	mit sonst näher bezeichneten Komplikationen	– diabetische Arthropathie	M14.2*
E1X.7	mit multiplen Komplikationen		
E1X.8	mit nicht näher bezeichneten Komplikationen		
E1X.9	ohne Organkomplikationen		
E1X.X0	nicht entgleist		
E1X.X1	entgleist		

Unter E11.7 findet sich vor allem der diabetische Fuß, der Morbi-RSA relevant ist, wenn die Angiopathie (E1X.5XG) oder die Neuropathie (E1X.4XG) verschlüsselt wird.

E1X.72	bedeutet: Diabetes mellitus mit multiplen Komplikationen, nicht als entgleist bezeichnet
E1X.7	bedeutet: Diabetes mellitus mit multiplen Komplikationen, als entgleist bezeichnet
E1X.74	bedeutet: Diabetes mellitus mit diabetischem Fußsyndrom, nicht als entgleist bezeichnet
E1X.75	bedeutet: Diabetes mellitusmit diabetischem Fußsyndrom, als entgleist bezeichnet

Die Lokalisationen der diabetischen Fußläsionen werden wie folgt verschlüsselt :

Lokalisation Ferse:	
Wagner 0	L89.07 G
Wagner 1	L89.17 G
Wagner 2	L89.27 G
Wagner 3	L89.37 G
Z. n. diabetischem Ulcus	89.97 Z

Lokalisation außer Ferse:	
Wagner 0	L89.08 G
Wagner 1	L89.18 G
Wagner 2	L89.28 G
Wagner 3	L89.38 G
Z. n. diabetischem Ulcus	89.98 Z
Fußdeformität	M21.6 G
Krallenzehen	M20.4 G
Hallux valgus	M20.1 G
Z. n. Zehenamputation	Z.89.4 G
Z. n. Vorfußamputation	Z.89.4 G
Z. n. US-Amputation	Z.89.5 G
Z. n. OS-Amputation	Z.89.6 G
Rollstuhlpflichtigkeit	Z.99.3 G
MRSA-Infektion	U80.0 G

Die Niereninsuffizienz (NI) muss ergänzend erfasst werden:		
Diabetische Nephropathie mit Mikroalbuminurie		N18.1 G
Diabetische Nephropathie, leichte NI,	GFR 60 - 90	N18.2 G
Diabetische Nephropathie, mäßiggr. NI,	GFR 30 - 60	N18.3 G
Diabetische Nephropathie, hochgr. NI,	GFR 15 - 30	N18.4 G
Diabetische Nephropathie, terminale NI,	GFR < 15	N18.5 G
Dialysestatus, langzeitabhängig		Z99.2 G

Schwangerschaft (SS) beim Diabetes:	
O24.0G	Diabetes mellitus in der SS, vorher bekannter DM Typ1
O24.1G	Diabetes mellitus in der SS, vorher bestehender DM Typ2
O24.4G	Diabetes mellitus, während der SS auftretend

pAVK	
pAVK, Mediasklerose	I 70.2 G
Gehstrecke > 200 m	I 70.20 G
Claudiocatio, Gehstrecke < 200m	I 70.21 G
Ruheschmerzen und pAVK	I 70.22 G
mit Ulceration und pAVK	I 70.23 G
mit Gangrän und pAVK	I 70.24 G

Schema für die ICD-10-Codierung

DM = Diabetes mellitus
FE = Folgeerkrankungen

Zusätzlich kodieren:
Mit Koma: E--.01
mit (Keto)-Azidose: E--.11
Hypoglykämie: E--.81

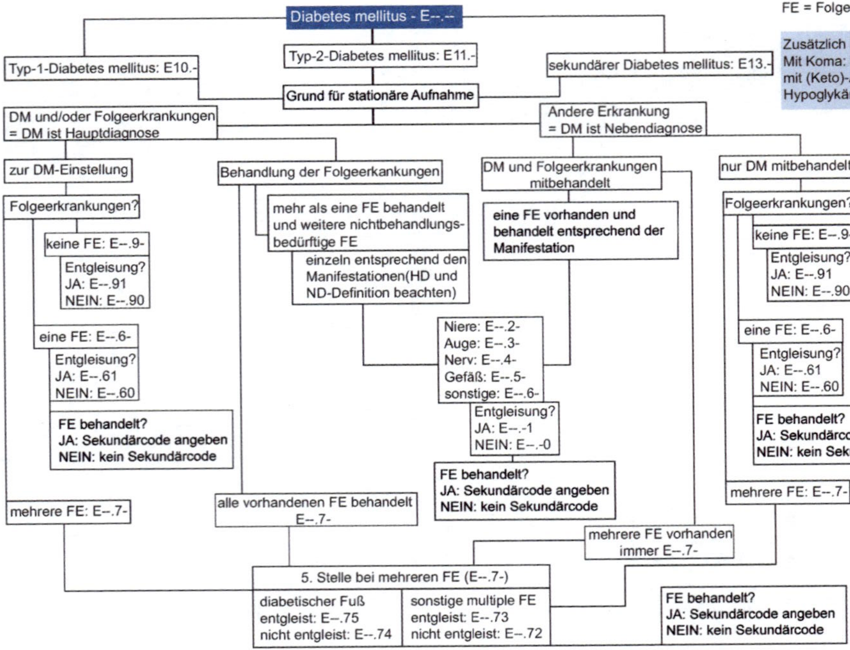

Zur Stärkung des Gesundheitsbewusstseins sollte ein Diabetespass geführt werden. Mit jedem Patienten müssen unter Berücksichtigung der eigenen Erkrankung und eventueller Folgeerkrankungen individuelle Therapieziele vereinbart werden. Bei Patienten mit Diabetes wird das nachfolgende Betreuungsprogramm empfohlen:

1. Erste Konsultation

- Körperliche Untersuchung, einschl. Untersuchung der Füße
- Größe, Gewicht, BMI, Blutdruck
- BZ, HbA1c, Triglyceride, Cholesterin, HDL, LDL, Kreatinin, Elektrolyte, Albumin im Urin
- Vereinbarung von Kurz- und Langzeitzielen
- Einleitung einer strukturierten Schulung (Patient und Familie)
- Veranlassung einer augenärztlichen Untersuchung
- Individuelle Ernährungsberatung eventuell Gepräch betreff Kontrazeptiva

2. Vierteljährliche Kontrolle

- Gewicht
- Blutdruck
- Blutzucker
- HbA1c
- Lipide (wenn zuvor pathologisch)
- Urin auf Albumin (wenn zuvor pathologisch)
- Fußinspektion

3. Jährliche Untersuchung

- vollständige körperliche Untersuchung
- vollständiges Labor wie bei erstem Besuch
- Selbstkontrolltechnik überprüfen

Basis der Dokumentation ist der Gesundheits-Pass Diabetes

Jahr	Datum (Tag/Monat)	I. Quartal	II. Quartal	III. Quartal	IV. Quartal
		/	/	/	/
	Vereinbarte Ziele für dieses Jahr				
Jahresziele	**In jedem Quartal**		(Labor: jeweils 1. Wert im Quartal; je nach Befund häufiger)		
kg	Körpergewicht/Taillenumfang	/	/	/	/
/ mmHg	Blutdruck (5 Min. Ruhe)	/	/	/	/
von bis	Blutzucker nücht./postpr. (s. auch Selbstkontrollwerte)	/	/	/	/
	HbA_{1c}				
	Schwere Hypoglykämien				
pro Woche	Häufigkeit Selbstkontrolle				
	Spritzstellen				
	Rauchen (ja/nein)				
	Einmal im Jahr		(je nach Befund häufiger)		
<	Gesamt-Cholesterin				
> /<	HDL-/LDL-Cholesterin	/	/	/	/
<	Triglyzeride nüchtern				
	Mikro-/Makroalbuminurie				
	S-Kreatinin/eGFR	/	/	/	/
	Augenbefund				
	Körperliche Untersuchung (einschl. Gefäße)				
	Fußinspektion				
	Periph./Auton. Neuropathie				
	Techn. Unters. (z. B. Sono o. B., EKG patholog., Langzeit-RR)				
	Wohlbefinden (Seite 29)				

18 19

www.deutsche-diabetes-gesellschaft.de

1. HbA1c und durchschnittliche Blutglukosewerte

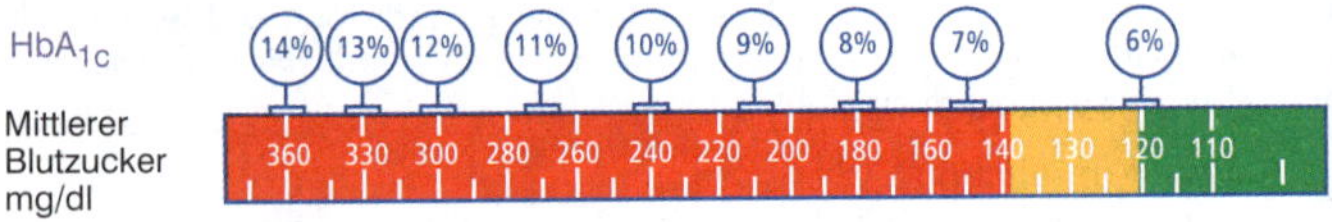

2. Umrechnung der Blutglukose von mmol/l in mg/dl

Umrechnungsfaktor: 18,016 x mmol/l = mg/dl

3. Umrechnung der Blutglukose von mg/dl in mmol/l

Umrechnungsfaktor: 0,0555 x mg/dl = mmol/l

4. Beziehung zwischen mittlerer Blutglukose und HbA1c

HbA1c (%) = 0,038 x mittl. BZ (mmol/l) + 3,78

Mittl. BZ (mg/dl) = 33,3 x HbA1c (%) - 86

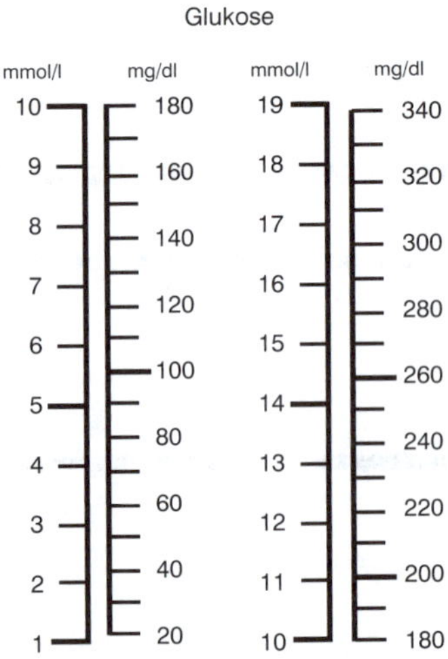

KORRELATION HBA1C - NEUER REFERENZSTANDARD

Bis heute ist die Messung einer bestimmten Subfraktion des glykierten Hämoglobins, des HbA1c-Wertes, Standard im Diabetesmanagement. Seit 1996 besteht mit dem National Glycohemoglobin Standardization Program (NGSP) ein Bezugssystem für HbA1c, das die internationale Vergleichbarkeit der Analysewerte ermöglicht. Alle auf dem Markt befindlichen HbA1c-Analysesysteme sind einheitlich nach NGSP-Kriterien kalibriert. Die in der Hochdruckflüssigkeitschromatographie aufgetrennte, für die HbA1c-Bestimmung maßgebliche Fraktion, ist jedoch mit anderen Hämoglobinkomponenten verunreinigt und damit ungenau. Dieser NGSP-Standard war ein sog. Consensus-Standard ohne Bezug auf Richtigkeit und Rückverfolgbarkeit. Die International Federation for Clinical Chemistry (IFCC) erarbeitete einen internationalen Standard auf der Basis eines Referenzmessverfahrens, welches rückverfolgbar und genauer ist. Die neue Referenzpräparation für HbA1c ist durch eine Mischung aus reinem HbA0 und HbA1c gebildet. Internationale Diabetesorganisationen haben die Notwendigkeit einer weltweiten Umstellung auf den neuen HbA1c-Standard bekräftigt.

Den alten HbA1c-Werten in % entsprechen die neuen HbA1c-Werte in mmol/mol.

Die Umrechnung von HbA1c-Prozent in mmol/mol (HbA0 + HbA1c) erfolgt nach der Formel:

HbA1c (mmol/mol) = (% HbA1c – 2,15) x 10,929

Umrechnungstabelle HbA1c:

%	5,0	5,5	6,0	6,5	7,0	7,5	8,0	8,5	9,0	9,5	10,0
mmol/mol	31	37	42	48	53	58	64	69	75	80	86

KÖRPERGEWICHT / BMI / TAILLE-HÜFT-QUOTIENT / BAUCHUMFANG

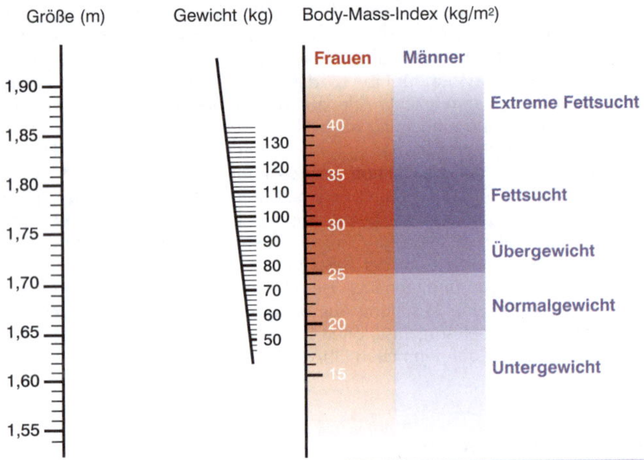

1. Normalgewicht (kg) nach Broca

Normalgewicht (kg) =
Körpergröße (cm) - 100

2. BMI - Body-Mass-Index

$$\text{BMI (kg/m}^2\text{)} = \frac{\text{Körpergewicht (kg)}}{\text{Größe (m) x Größe (m)}}$$

Beurteilung:

BMI: 18,5 - 24,9 Normalgewicht
BMI: ≥ 25,0 - 29,9 Präadipositas
BMI: 30,0 - 34,9 Adipositas Grad 1
BMI: 35,0 - 39,9 Adipositas Grad 2
BMI: ≥ 40,0 Adipositas Grad 3

3. Waist-Hip-Ratio (WHR) = Taille-Hüft-Quotient

$$\text{WHR} = \frac{\text{Bauchumfang (cm) in Nabelhöhe}}{\text{Hüftumfang (cm) in Trochanterhöhe}}$$

Beurteilung:
Erhöhtes kardiovaskuläres Risiko bei Männern > 1,0 und bei Frauen > 0,85

4. Bauchumfang

Bei einem Bauchumfang bei Frauen von > 88 cm und bei Männern > 102 cm (BMI = 25-30 kg/m^2) besteht ein deutlich erhöhtes Risiko für ein metabolisches Syndrom.

Name:	
Therapieplan vom:	

BOLUS	
Insulin (Normalinsulin):	
Spritzstelle:	Bauch
Spritz-Ess-Abstand (SEA):	min.

	Frühstück + Zwischenmahlzeit	Mittag + Nachmittag	Abend + Spät
KE/KHE			
KE-Faktor	x E/KE	x E/KE	x E/kE
Insulin			

Korrektur

mg/dl	mmol/l	Insulin	Spritzzeitpunkt
< 40	< 2,22	- 1/2 Insulinmenge	nach dem Essen spritzen
40 - 80	2,22 - 4,48	- 1 E weniger	nach dem Essen spritzen
80 - 120	4,49 - 6,70	o.k.	vor dem Essen spritzen-SEA
121 - 150	6,71 - 8,37	+ 1 E mehr	vor dem Essen spritzen-SEA
151 - 180	8,38 - 10,04	+ 2 E mehr	vor dem Essen spritzen-SEA
181 - 210	10,05 - 11,66	+ 3 E mehr	vor dem Essen spritzen-SEA

30er Korrekturregel

BASIS	
Insulin:	
Zeit:	
Spritzstelle:	Oberschenkel

BZ-Kontrolle:
Vor den Hauptmahlzeiten und vor dem Zubettgehen

Download im Internet: www.KT-Books.de

Dosierempfehlung für die intensivierte Insulintherapie

Verzögerungsinsulin			
morgens E	mittags E	abends E	zur Nacht E

Schnell wirksames Insulin					
Blutzucker mg/dl	mmol/l	morgens E	mittags E	abends E	zur Nacht E
80 - 120	4,44 - 6,70				
121 - 150	6,71 - 8,37				
151 - 180	8,38 - 10,04				
181 - 210	10,05 - 11,70				
211 - 240	11,71 - 13,37				
241 - 270	13,38 - 15,03				
271 - 300	15,04 - 16,65				
> 300	> 16,65				

Download im Internet: www.KT-Books.de

Download im Internet: Kurzbefund zum diabetischen Fuß unter www.KT-Books.de

Fußuntersuchungsbogen

Name:	
Vorname:	
Straße:	
PLZ:	Ort:

Diabetes mellitus Typ 1 ☐ Typ 2 ☐

Diagnose seit: ____________ Datum: ______________

Aktuelle Läsionen: ______________________

Aktuelles Risiko: __________________________ (vergl. auch Rückseite zur evtl. Höherbewertung)

Klassifikation nach Wagner	
0	Keine Läsion, ggf. Fußdeformation oder Zellulitis
1	Oberflächliche Ulzeration
2	Tiefes Ulcus bis zur Gelenkkapsel, zu Sehnen oder Knochen
3	Tiefes Ulcus mit Abszedierung, Osteomyelitis, Infektion der Gelenkkapsel
4	Begrenzte Nekrose im Vorfuß- oder Fersenbereich
5	Nekrose des gesamten Fußes

Kombinierte Wagner-Armstrong-Klassifikation		0	1	2	3	4	5
Wagner-Grad → / ↓ Armstrong-Stadium							
A	Keine Infektion, keine Ischämie	☐	☐	▩	■	■	■
B	Infektion	☐	▩	■	■	■	■
C	Ischämie	☐	▩	■	■	■	■
D	Infektion + Ischämie	▩	■	■	■	■	■

☐ Ambulante Versorgung durch Hausarzt ▩ Ambulante Versorgung in Fußambulanz ■ Stationäre Betreuung

Vibrationsempfinden:

	links	rechts	Beurteilung
Großzehengelenk	/8	/8	
Innenfußknochen	/8	/8	

Temperaturempfinden (Tip-Therm):

	links	rechts	Beurteilung
Vorfuß			
Unterschenkel			

Reflexe:

	links	rechts	Beurteilung
PSR			
ASR			

Gefäßbefund:

beidseits Pulse tastbar, seitengleiche Temperatur keine Verfärbung, Haut intakt	☐
oder ABI: Knöchel-/Arm-Index (Doppler-Verschlussdruckmessung	☐

	rechts	links	
A. brachialis			mm Hg
A. dorsalis pedis			mm Hg
A. tibialis posterior			mm Hg

Nervenbefund

Neurofilamentdarstellung

Rechts ohne path. Befund ☐ Links ohne path. Befund ☐

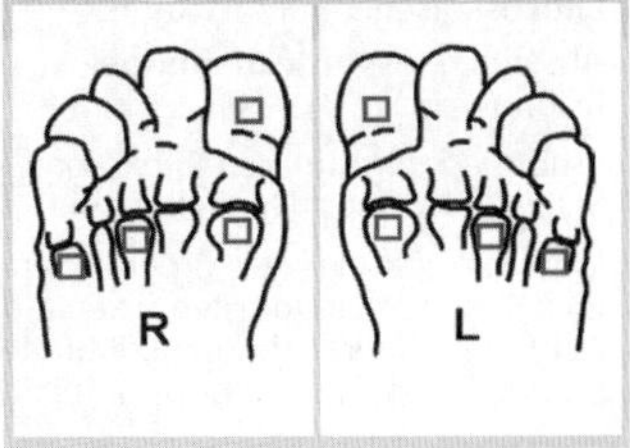

CHECKLISTE PHARMAKOLOGISCHE THERAPIE DES TYP-2-DIABETES

Entscheidungskriterien für die Klinik
Analyse des IST-Zustandes

- Wie wurde der Patient bisher behandelt?
- Welche Diabetesmedikation ist vorhanden?
- Welche Begleiterkrankungen liegen vor? Medikation?
- 8-Punkte Blutzuckerprofil erheben:
  - Welche Werte sind erhöht (nüchtern, postprandial morgens, mittags, abends)?
  - Gibt es nächtliche Hypoglykämien?
  - Ist der Blutzucker insgesamt entgleist (besondere Maßnahmen erforderlich)?
- Liegt ein Insulinmangel oder eine Insulinresistenz vor?
- Neigung zu Hypoglykämien zu bestimmten Tageszeiten?
- Persönliches Umfeld:
  - Soziale Situation (im Arbeitsverhältnis / Rentner / selbständig / betreuungsbedürftig etc.)
  - Kognitive Fähigkeiten (einfache oder anspruchsvollere Therapie möglich)
  - Ernährungsanamnese: Häufigkeit von Mahlzeiten (Zwischenmahlzeiten)
  - Gewichtsproblematik (fett-/kohlenhydratreiche Ernährung, Snacks, Alkohol etc.)
  - Bewegungsverhalten

Erstmanifestation des Typ-2-Diabetes und Wirkstoffansatz

- Stimulation Insulinsekretion:
  Sulfonylharnstoffe (Gliclazid, Glimepirid, Glibenclamid, ...) und Glinide
- Steigerung der muskulären Glukoseaufnahme / Senkung der Insulinresistenz:
  Biguanide (Metformin), Glitazone (Insulinsensitizer: Pioglitazin), Insulin
- Senkung der hepatischen Glukoseproduktion:
  Biguanide (Metformin), Insulin (z.B. Basalinsulin Lantus®)
- Verzögerung der intestinalen Kohlenhydratresorption:
  Glukosidasehemmer (Acarbose)
- Ausgleich Insulinsekretionsdefekt:
  Insulin
- Erhöhung der urinären Glukoseausscheidung:
  SGLT-2-Hemmer (Dapagliflozin, Canagliflozin)
- Ökonomisierung des körpereignen Insulins und Gewichtsreduktion
  GLP-1-Rezeptoragonisten (Exenatid, Liraglutid)
  Achtung: Differenzierung kontinuierlich wirkend (→ Nüchtern-BZ) / prandial wirkend (→ postprandialer BZ).

Grundsätze

- Eine pharmakologische Therapie des Typ-2-Diabetes sollte grundsätzlich erfolgen nachdem alle Mittel der Lifestyle-Änderung ausgeschöpft wurden. Ausnahme Metformin, da nach neuer Leitlinie Metformin bereits als Basistherapie eingesetzt werden soll.
- Die Auswahl der oralen Antidiabetika erfolgt einerseits entsprechend dem Blutzuckerprofil des Patienten (erhöhter Nüchternblutzucker versus erhöhter postprandialer Blutzucker) und andererseits entsprechend vorliegender Begleiterkrankungen und Kontraindikationen.
- Alle Antidiabetika unterschiedlicher Klassen und Wirkmechanismen können miteinander kombiniert werden. Eine Kombination von Gliniden und Sulfonylharnstoffen ist nicht sinnvoll (gleiches Wirkprinzip).

Kriterien beim Einsatz von Antidiabetika

Eine kurze Analyse der folgenden Kriterien ergibt wichtige Hinweise zur Wahl des am besten geeigneten Antidiabetikums für den Patienten:

- Neu diagnostizierter Diabetes

Biguanide (cave Kontraindikationen: mittelschwere Niereninsuffizienz mit Kreatinin-Clearance < 60ml/min, alle Zustände mit erhöhter Laktatproduktion, Herzinsuffizienz, schwere pAVK, schwere COPD, Leberinsuffizienz

α-Glukosidaseinhibitoren

- Verhinderung von Hypoglykämien

Biguanide
Glitazone (Insulinsensitizer)
α-Glukosidaseinhibitoren
GLP-1-Rezeptoragonisten
SGLT-2-Hemmer

Kontraindikationen: langwirksame Sulfonylharnstoffe (Glibenclamid, Glimepirid, da 4x höhere Hypoglykämierate als Glinide und 2x mehr Hypoglykämien als Gliclazid).

- Alter > 70 Jahre, mittelschwere Niereninsuffizienz, Herzinsuffizienz

Insulin (keine Beschränkung)
Glinide
α-Glukosidaseinhibitoren

Kontraindikationen: Biguanide, langwirksame Sulfonylharnstoffe, bei Herzinsuffizienz NYHA III und IV: Glitazone, bei NYHA I und II: Abwägen von Risiko und Nutzen.

- Übergewicht

Biguanide
α-Glukosidaseinhibitoren
GLP-1-Rezeptoragonisten
SGLT-2-Hemmer

- Mahlzeitenbezogene Therapie und Flexibilität

Sulfonylharnstoffe (SH nur 3. Generation: Glimepirid)
Glinide
α-Glukosidaseinhibitoren
SGLT-2-Hemmer
Insulin

- Einfache Therapie: 1x tägliche Applikation

Sulfonylharnstoffe (SH nur 3. Generation: Glimepirid)
Glitazone
SGLT-2-Hemmer
GLP-1-Rezeptoragonisten
Basalinsulin (BOT)

- Erhöhter Nüchternblutzucker (bei normalem Blutzucker vor dem Schlafengehen)

Einleitung einer Insulintherapie, z. B. Bedtime Insulin (Lantus®, Insuman® Basal oder Levemir®)

Insulintherapie beim Typ-2-Diabetes mellitus

Indikationen

Generell: Nicht erreichtes Therapieziel unter oralen Antidiabetika
Chronisch: HbA1c > 6,5-7,0 % ohne Ansprechen auf orale Antidiabetika, dialysepflichtige Niereninsuffizienz, schmerzhafte Neuropathie
Akut: Myokardinfarkt, Operation, akuter Infekt

Beginn der Insulintherapie

Definition realistischer Therapieziele (kleine, erfolgversprechende Schritte): BZ-Werte, HbA1c, Blutdruck, Gewicht, körperliche Aktivität, Essverhalten etc.
Differenzierung:

Orientierungshilfe: Der Insulinbedarf einer gesunden Normalperson liegt bei 40 E/Tag, davon ca. 50 % als Basisinsulin (z. B. Lantus®, Levemir®, Insuman® Basal, Protaphane®).

Fehlende Insulinsensitivität (Insulinresistenz) mit erhöhten Nüchtern-BZ-Werten:
Einfachste Therapie: Bedtime Insulin mit intermediär wirksamen Insulinen: NPH-Insulin z. B. Insuman® Basal, Protaphane® oder BOT (basalunterstützte orale Therapie) mit langwirksamen Analoginsulinen (z. B. Lantus®). Lantus® wirkt über 24 Stunden und kann zu jeder Tageszeit injiziert werden (dann immer zu dieser Zeit). Beginn mit 10 E Steigerung um 2 E jeden 3. Tag, solange Nüchternblutzucker > 100 mg/dl (5,6 mmol/l).

ICT Therapie mit Analoga

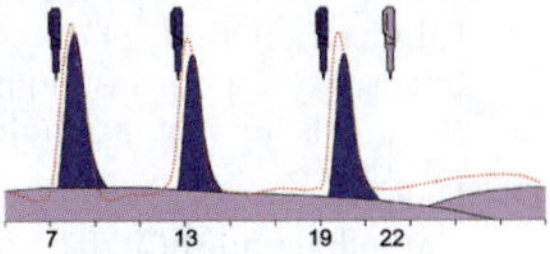

SIT mit Normalinsulin

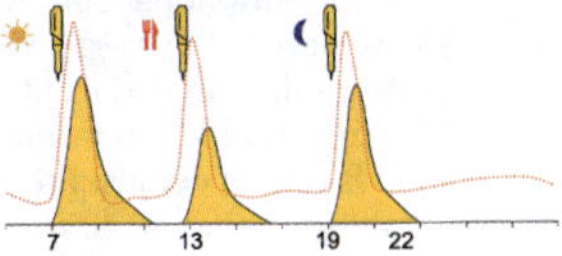

Fehlende Insulinsekretion (Insulinmangel) mit erhöhten postprandialen BZ-Werten:
Schnell wirksame Insulinanaloga vor den Mahlzeiten (z. B. Apidra®, Humalog®, NovoRapid®) evtl. in Kombination mit Biguaniden oder Glitazonen. Beginn mit 4 E pro Mahlzeit und Steigerung entsprechend der BZ-Werte vor der nächsten Mahlzeit.

Tag-Nacht-Konzept (CT)

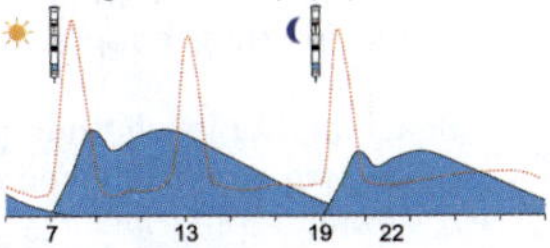

Mischinsuline: Bei regelmäßigem Tagesablauf und der Beibehaltung von Zwischenmahlzeiten, da sie keine Flexibilität erlauben (Gefahr der Gewichtszunahme). Aufgrund der einfachen Anwendung (2x täglich z. B. Insuman® Comb 25 oder 3x-mal täglich Insuman® Comb 50) für den Patienten gut durchführbar. Mit Normalininsulin (z. B. Insuman® Rapid) kombinier- und mischbar.

Mahlzeitenkonzept

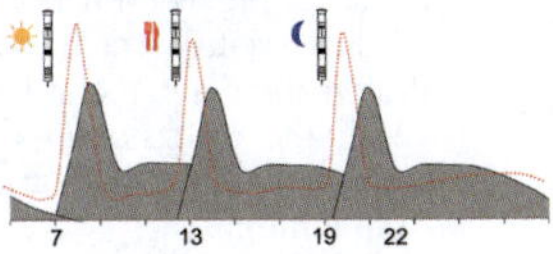

Start mit 12 IE z. B. Insuman® Comb 25 bzw. Actraphane® 30 morgens und 8 IE abends oder 12 : 4 : 6 IE = morgens : mittags : abends Insuman® Comb 50.

Intensivierung der Insulintherapie

Differenzierung

Erhöhte postprandiale BZ-Werte unter BOT, aber gute Nüchtern-BZ-Werte: Einfachste Therapie: BOTplus; Fortführung der BOT und Start mit 4 E bzw. 20 % der Lantus®-Dosis schnellwirkendem Normalinsulin (z. B. Apidra®, bei Zwischenmahlzeiten auch Insuman® Rapid) zur Mahlzeit mit dem höchsten pp-BZ-Wert oder bei pflegedienstbetreuten Patienten mit 4 E Apidra® zum Frühstück. Evtl. Ausweitung des Mahlzeiteninsulins auf den Abend.

BOTplus

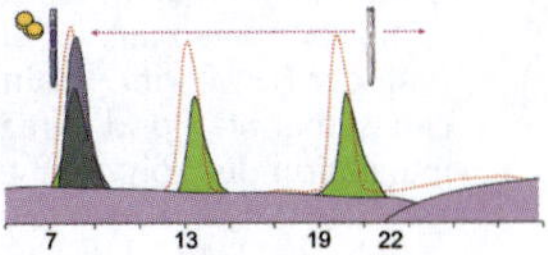

Falls möglich (siehe persönliche Rahmenkriterien des Patienten) Intensivierung der Insulintherapie mit BZ-Selbstmessung und Dosisanpassung (entsprechende Schulung).

Unzureichende BZ-Einstellung unter Mischinsulin:
Umstellung auf BOT falls die körpereigene Sekretionsleistung noch ausreichend ist (nach bis zu 5 Jahren unter Mischinsulintherapie möglich); evtl. C-Peptid-Bestimmung. Startdosis Lantus® = 70 % der Mischinsulintagesdosis + Metformin (2 x 850 mg) eventuell zusätzlich SH (1x 3 mg Amaryl®). Alternativ fixes Insulindosenkonzept mit Basisinsulin (z. B. Lantus® zu beliebiger Tageszeit) und festen Insulindosen zu den Mahlzeiten (evtl. nur morgens und abends wegen der Insulinsensitivität). Start mit 50 % der Gesamttagesdosis an Basalinsulin und 50 % als Mahlzeiteninsulin im Verhältnis ca. 3 : 1 : 2 = morgens : mittags : abends. Falls möglich (siehe persönliche Rahmenkriterien des Patienten) Intensivierung der Insulintherapie mit BZ-Selbstmessung und Dosisanpassung (entsprechende Schulung).

Beachten bei Insulintherapie und BZ-Besonderheiten
- Neigung zu nächtlichen Hypoglykämien (3 Uhr messen oder komplettes 8-Punkte-BZ-Profil!)
- Differenzierung von Somogyi-Effekt (reaktive Hyperglykämie auf Hypoglykämie) und Dawn-Phänomen (kontrainsulinärer BZ-Anstieg am Morgen)
- Niedrige Werte vor dem Schlafengehen (22-2 Uhr) erfordern langsame Zusatz-BE
- Prüfen der Spritztechnik (NPH-Insulin vermischt ?, richtige Nadellänge, verhärtete Spritzstellen)
- Unregelmäßige KE-Aufnahme (KE weggelassen oder zusätzliche KE-Aufnahme)
- Korrekte Insulindosis

Die erfolgreichste Strategie ist die Verbindung mit körperlicher Aktivität und Gewichtsverminderung (Senkung der Insulinresistenz)
- Verminderte Fettzufuhr und Vermeidung von Nahrungsmittel mit vielen Kalorien
- Leicht erhöhte Aufnahme von fettarmen Nahrungsmittel mit hohem Nährwert

Erfolgspunkte eines Programms zur Förderung der körperlichen Aktivität
- Anpassung der Sportart/Bewegungstherapie an die jeweilige Person (Strategie der kleinen Schritte)
- Sport vom persönlichen Umfeld getragen (Familie, Freunde) Quantifizierung der Fortschritte (Trainingstagebuch) und regelmäßige Nachkontrolle
- Langsamer Start und allmähliche Steigerung
- Integration der körperlichen Aktivität in den Alltag

Checkliste als Download im Internet: www.KT-Books.de

Hier finden Sie eine Auswahl wichtiger Internetadressen, die eine schnelle Orientierung in den unterschiedlichsten Themenbereichen ermöglichen.

Leitlinien und Therapieempfehlungen:
www.akdae.de
www.awmf.org
www.deutsche-diabetes-gesellschaft.de
www.hausaerzteverband.de/cms/Handbuecher.371.0.html
www.imib.med.tu-dresden.de/diabetes/leitlinien/index.htm
www.leitlinien.de
www.versorgungsleitlinien.de

Fachgesellschaften und Verbände:
www.adbw.de
www.adipositas-gesellschaft.de
www.ag-fuss-ddg.de
www.deutsche-diabetes-gesellschaft.de
www.dggeriatrie.de
www.diabetesde.org
www.diabetes-deutschland.de
www.diabetes-kids.de
www.diabetesinformationsdienst-muenchen.de
www.diabetes-kinder.de
www.diabetes-psychologie.de
www.diabetes-sport.de
www.diabetes-technologie.de
www.diabetes-union.de
www.diabetikerbund.de
www.hochdruckliga.de
www.vdbd.de

Portale:
www.diabetes-deutschland.de
www.diabetes-heute.de
www.diabetes-info.com
www.diabetes-news.de
www.diabetesportal.de
www.diabetologie-online.de
www.diabetologieportal.de
www.diabsite.de
www.dzd-ev.de

Medikamenteninformationen:
www.fachinfo.de
www.rote-liste.de

Einrichtungen in Klinik und Praxis
www.deutsche-diabetes-gesellschaft.de
www.diabetes-forum.com
www.diabetes-news.de/arzt/fachaerzte.htm
www.diabetes-news.de/klinik/index.html
www.diabetikerbund.de
www.diabsite.de/wegweiser/adressen/diabetologen/index.html
www.kliniken.de
www.klinik-route.com
www.schwerpunktpraxis.de

Literaturhinweis:
Die verwendete Literatur liegt bei den Autoren. Download der Literaturliste unter www.kt-books.de.

Dr. Anja Borck und Dr. Katrin Pegelow, Sanofi-Aventis Deutschland GmbH, Berlin, danken wir ganz herzlich für die Unterstützung bei Korrekturen, Ergänzungen, der Beschaffung von Literatur und einer kritischen Durchsicht.

Darüber hinaus danken wir Allen, die uns immer wieder Beiträge, Anregungen und Ergänzungen gegeben haben und so zur stetigen Optimierung dieses Büchleins mit beitragen; besonders danken wir:

Dr. med. Jürgen Grulich-Henn, Leiter des Bereichs Kinderdiabetologie, Uniklinikum Heidelberg
Dr. med. Bernhard Teupe, Diabetesdorf Althausen, Diabetologische Schwerpunktpraxis, Pumpenzentrum

Erstauflage 2005

Druckerei:
JD Druck GmbH, www.jd-druck.de, Lauterbach

Satz:
Gärtner´s Agentur für Grafik und Design, www.gaertnersdesign.de

Bildrechte:
llustration: Marion Brandel, Grafiken: Dr. Götz Use, Andrea Heideck, Abb. S. 51 Hoechst AG 1982